DES
COURANTS CONTINUS

ET DE LEUR ACTION

SUR L'ORGANISME

PAR

Louis WINTREBERT

DOCTEUR EN MÉDECINE DE LA FACULTÉ DE PARIS,

Licencié ès-sciences physiques,
Membre de la Société chimique de Paris,
De la Société botanique de France, etc.

PARIS

ADRIEN DELAHAYE, LIBRAIRE-ÉDITEUR

PLACE DE L'ÉCOLE-DE-MÉDECINE

—

1866

DES

COURANTS CONTINUS

ET DE LEUR ACTION SUR L'ORGANISME

A. PARENT, imprimeur de la Faculté de Médecine, rue Mr-le-Prince, 31.

DES

COURANTS CONTINUS

ET DE LEUR ACTION

L'ORGANISME

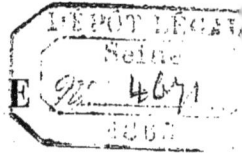

PAR

Louis WINTREBERT

DOCTEUR EN MÉDECINE DE LA FACULTÉ DE PARIS,

Licencié ès-sciences physiques,
Membre de la Société chimique de Paris,
De la Société botanique de France, etc.

PARIS

ADRIEN DELAHAYE, LIBRAIRE-ÉDITEUR

PLACE DE L'ÉCOLE-DE-MÉDECINE

1866

DES

COURANTS CONTINUS

ET DE LEUR ACTION

SUR L'ORGANISME

De toutes les forces que manifestent à nos sens le mouvements de la matière, l'électricité est incontestablement celle dont les effets sont les plus surprenants. Il faut dire qu'ils sont aussi les plus capricieux en apparence, et la loi qui les régit échappe bien souvent à notre analyse. Malgré l'imperfection de nos connaissances sur la nature et les propriétés de ce merveilleux agent, les expériences nombreuses auxquelles l'ont soumis les savants les plus remarquables de notre époque leur ont permis d'en tirer de magnifiques applications. Si l'on compare les résultats obtenus à ce que l'on savait de l'électricité il y a environ un siècle, il sera permis de croire que la science n'a pas dit son dernier mot sur ce sujet et qu'elle nous prépare des découvertes tout aussi brillantes que celles qu'on lui doit déjà.

Les anciens ne connaissaient guère de l'électricité que la propriété qu'elle communique à certaines substances d'attirer les corps légers. En 1727, Gray appela l'attention des physiciens sur la possibilité d'électriser les métaux en les isolant. Cette découverte fut bientôt appliquée par Otto de Guericke à la construction de la machine. électrique. Quelques années après (1746), Mus-chembroek et son disciple Cunéus ayant eu l'idée d'accumuler de l'électricité dans des bouteilles inventèrent la bouteille de Leyde. L'électricité statique était dès lors constituée.

A la fin du dernier siècle (1786), la célèbre querelle de Galvani et de Volta amena la connaissance de tout un autre ordre de phénomènes : l'électricité animale, le développement de l'électricité par les piles et toutes les propriétés des courants, c'est-à-dire l'électricité dynamique, bientôt complétée par l'électro-magnétisme, grâce aux travaux d'Ampère et d'Arago.

Enfin Faraday, en 1832, par la découverte de l'induction, vint encore ouvrir à la science une autre voie. La facilité avec laquelle on se procure l'électricité par ce nouveau moyen n'a pas peu contribué à la vulgarisation de son emploi.

La médecine ne pouvait rester indifférente à tous ces travaux ; intimement liée aux sciences physiques, elle profite de tous les perfectionnements qu'on y apporte et toute force nouvelle est pour elle un utile appui. Aussi, à l'apparition de chacun des modes de développement de l'électricité, voyons-nous surgir des tentatives d'applications thérapeutiques. C'est ainsi qu'en 1748 un médecin de Genève, Jallabert, après une série d'expériences, reconnaît entre autres à l'électricité statique la propriété de ramener la motilité dans les membres paralysés. D'autres prouvèrent par des exemples nombreux que, convenablement appliquée, elle pouvait guérir des sciatiques, des crampes, des douleurs chroniques, etc. Comme toujours, le charlatanisme s'empara de cette branche de la science, ce qui ne tarda pas à la discréditer et à la faire tomber dans l'oubli. La découverte de la pile attira

de nouveau l'attention des médecins sur l'électricité,
et ils purent bientôt se convaincre que les courants
ont une action plus énergique que l'électricité statique,
tant à cause de la quantité beaucoup plus considérable
d'électricité qu'ils introduisent dans l'organisme que
par leur continuité. Les soins qu'exige l'entretien d'une
pile d'un certain nombre d'éléments, la difficulté de son
transport et le peu de constance que l'on remarquait
dans les effets de celles qui furent d'abord employées, de-
vaient nuire beaucoup à ce nouveau moyen thérapeutique. Aussi n'y a-t-il pas lieu de s'étonner qu'il ait été
supplanté par l'électricité d'induction, surtout si l'on
considère la facilité avec laquelle s'obtiennent les courants induits.

A nos yeux, c'est un fait regrettable, car chacune de
ces électricités a incontestablement des propriétés différentes et doit trouver son utilité dans des cas particuliers.

· Le plus illustre représentant de la faradisation, c'est-
à-dire de l'application des courants induits à la thérapeutique, est, sans contredit, M. Duchenne (de Boulogne).
Il n'accorde guère de valeur à l'électricité qu'autant
qu'elle est administrée par ce procédé, et il fonde son
opinion sur ce que les courants induits ne peuvent produire aucune altération dans les tissus (1). Partisan des
courants continus et constants, le professeur Remak (de
Berlin), explique au contraire leur efficacité par leur action catalytique, et voit dans cette action tout l'ave-
nir de l'électricité médicale. Les faits qu'il cite à l'appui
de cette idée ne sont pas sans valeur, et il paraît avoir
obtenu des succès nombreux et incontestables. Au fond,

(1) *De l'Électrisation localisée*, p. 62.

la divergence entre les deux systèmes se réduit à cette question : l'électricité ne doit-elle agir dans l'organisme que comme stimulant, ainsi que semble le dire M. Duchenne, ou bien peut-on, comme l'affirme M. Remak, utiliser le mouvement qu'elle imprime à la matière pour rétablir les organes malades dans l'état de santé ? Nous avouons que cette dernière opinion est aussi la nôtre. Il n'y a pas d'agent dont le domaine soit plus général que l'électricité, aucun phénomène ne peut se produire sans qu'elle y participe, on la rencontre dans les corps inertes comme dans les corps vivants, et des physiologistes autorisés ont été jusqu'à prétendre que l'action nerveuse est identique à l'action électrique. S'il en est ainsi, pourquoi se priverait-on de son secours et se bornerait-on à l'employer pour réveiller, par une espèce de gymnastique, la contractibilité du système musculaire ? Sans doute, en présence d'une force aussi puissante, il faut une grande prudence, mais il faut aussi bannir les craintes exagérées et ne pas laisser inutile un moyen de guérison que dans bien des circonstances nul autre ne peut remplacer.

L'étude médicale des courants continus renferme plusieurs parties bien distinctes : la plus importante peut-être consiste dans l'examen des conditions du développement de ces courants et des qualités que doit posséder une pile pour conduire au but qu'on se propose. La connaissance des actions générales de l'électricité des piles sur l'organisme sain, soit au point de vue physico-chimique, soit au point de vue physiologique, n'est pas moins indispensable à celui qui veut se servir des courats continus dans un but thérapeutique. Nous diviserons donc notre travail en trois parties :

Dans la première, nous nous occuperons des piles et

de la manière de faire pénétrer l'électricité dans les organes;

Dans la deuxième, nous passerons en revue les actions diverses des courants sur ces organes;

La troisième contiendra les applications thérapeutiques.

CHAPITRE Ier.

Depuis la découverte de Volta, bien des appareils ont
été imaginés dans le but d'obtenir des courants qui rem-
plissent la double condition de l'intensité et de la constance des effets. Cette dernière qualité surtout manquait
aux piles à un seul liquide. M. Becquerel, le premier, vers
1829, eut l'idée d'employer deux liquides, et obtint par
leur réaction un courant constant; son appareil, composé
d'un flacon d'acide azotique dans lequel plongeait un tube
à fond poreux rempli de potasse, pouvait marcher pendant quelques jours d'une manière uniforme. En 1836,
Daniell, pour éviter le dépôt de zinc sur le cuivre, sépara les deux métaux des éléments voltaïques par une
cloison poreuse et les fit plonger dans des liquides différents. De ces liquides un seul est actif, c'est l'eau acidulée; l'autre, le sulfate de cuivre, absorbe l'hydrogène
dégagé. La pile de Daniell est très-constante, elle peut
marcher des mois entiers, mais elle n'a pas grande activité.

Grove, puis Bunsen (1839-1843), remplacèrent le sulfate
de cuivre par l'acide azotique et le cuivre par le charbon;
leur pile dégage beaucoup plus d'électricité que celle
de Daniell, mais, outre que ses effets sont moins constants, les vapeurs nitreuses qu'elle produit rendent son
emploi désagréable et même dangereux.

M. Marié-Davy a remplacé le sulfate de cuivre de la
pile de Daniell par du sulfate de mercure et le cuivre
par du charbon. Son appareil nécessite moins de soins
que celui de Daniell; il est à regretter que la con-

stance n'en soit pas aussi grande. La forme donnée aux éléments par M. Marié-Davy a déjà beaucoup varié; mais, malgré les efforts de cet illustre physicien, sa pile est encore de beaucoup inférieure pour la constance à celle de Daniell.

Un grand nombre d'autres piles ont été proposées; toutes se rattachent plus ou moins à celles que nous venons de citer. Dans certains cas déterminés, elles peuvent présenter quelques avantages. En effet, le choix de la pile n'est pas indifférent; telle disposition, très-favorable dans une circonstance donnée, peut être très-défectueuse dans une autre. Il est donc essentiel, avant de se servir d'une pile, de bien préciser les conditions de son emploi. Or, si nous cherchons les qualités que doit avoir une pile dont le courant est destiné à agir sur l'organisme, nous verrons :

1° Que la résistance du corps humain au passage de l'électricité étant très-considérable (1), le nombre des

---

(1) D'après Lenz, la résistance du corps humain est égale à celle d'un fil de cuivre de 91,762 mètres de longueur sur 1 millimètre d'épaisseur. Suivant M. Pouillet, d'un doigt à un autre de la main, la résistance serait 7 fois plus grande que d'une main à l'autre. La résistance des tissus est en général diminuée par leur état d'imbibition. Les expériences de M. Remak lui ont montré que les différentes parties du corps présentent des différences très-notables, en rapport généralement avec l'épaisseur de la peau : ainsi, les plus fortes résistances se remarquent aux ongles, aux parties calleuses de la main, de la plante des pieds ; les plus faibles au scrotum, à la peau de l'aisselle, de la figure, surtout à la région temporale. La résistance augmente avec l'éloignement des réophores, elle diminue quand la surface en rapport avec les réophores devient plus grande ; ainsi la résistance de l'extrémité digitale d'une main à l'autre étant représentée par 34 lorsqu'un doigt de chaque main plonge dans les vases qui reçoivent les rhéo-

éléments de la pile devra être en rapport avec cette résistance; la tension d'une pile étant, toutes choses égales d'ailleurs, proportionnelle au nombre de ses éléments.

2° Que pour obtenir une action électrolytique il faudra donner à ces éléments une assez grande surface. L'électrolyse dépend à la fois de la tension et de la quantité d'électricité, c'est-à-dire du nombre et de la grandeur des éléments; il en faut un certain nombre pour vaincre l'affinité, et, une fois ce résultat atteint, la rapidité des effets croît avec la surface de ces éléments.

3° Que, dans certains cas, la quantité d'électricité pouvant devenir fâcheuse, il faut pouvoir à volonté diminuer la surface des éléments en conservant leur nombre.

M. Remak, dans les nombreuses applications thérapeutiques qu'il a faites des courants constants, s'est servi d'une pile composée de trente-deux éléments de Daniell disposés d'une manière particulière et pesant chacun 3 kilogrammes; le tout était renfermé dans une boite en bois et traîné sur une petite charrette. Cet appareil est sans doute très-puissant, mais son volume est de nature

---

phores, elle tombe à 6 quand les deux mains sont plongées dans ces vases.

Il résulte de là que la force active d'un courant ne dépendra pas seulement de la pile, mais encore de la grandeur des boutons qui terminent les rhéophores, de l'épaisseur et de la nature de leur enveloppe humide, du nombre des voies par le moyen desquelles l'humidité des réophores pourra commuiquer avec les parties humides du membre, c'est-à-dire des follicules pileux et des canaux excréteurs des glandes sudoripares; le passage sera plus difficile quand ces derniers seront plus spiraux (plante des pieds, paume des mains). La présence des follicules pileux explique pourquoi la peau de la tête n'a pas une résistance en rapport avec son épaisseur. On voit aussi l'utilité d'imbiber les réophores de liquides bons conducteurs, tels que l'eau salée, les acides dilués.

à effrayer plus d'un praticien, et il ne paraît pas destiné à augmenter le nombre des partisans de l'électricité médicale. D'ailleurs il ne permet pas de diminuer la quantité d'électricité sans diminuer en même temps le nombre des éléments, c'est-à-dire la tension.

M. Hiffelsheim employait les chaînes de Pulvermacher. On sait que ces chaînes consistent en fils de cuivre et de zinc enroulés deux à deux en hélice autour d'une série de rouleaux de bois, et disposés de telle façon que le fil de cuivre de chacun de ces rouleaux vienne s'accrocher au fil de zinc du suivant. Quand on veut faire servir ces chaînes, on les fait plonger quelque temps dans de l'eau acidulée; le bois s'imprègne de liquide qu'il garde un certain temps, et c'est l'action de ce liquide sur le zinc qui détermine la formation du courant. On voit facilement que ce courant ne peut pas être constant; cependant les chaînes de Pulvermacher sont quelquefois utiles.

Nous avons cherché à obtenir un appareil qui réunît les trois qualités énoncées plus haut : une tension assez grande, avec plus ou moins d'électricité de quantité, et qui fût d'un maniement plus facile que les piles ordinaires. Pour que cette dernière condition fût remplie, il fallait à la fois réduire l'espace occupé par les éléments et rendre plus rapide la charge et la décharge de chacun d'eux. Voici, en quelques mots, la forme que nous avons adoptée : dans une cuve rectangulaire en bois, à parois enduites de glu marine pour les rendre imperméables, sont mastiquées alternativement des cloisons poreuses et non poreuses; si d'un côté de chaque plaque poreuse on verse de l'eau acidulée, et de l'autre une dissolution de sulfate de cuivre, puis qu'on place dans ces dissolutions des plaques de cuivre et de zinc disposées de la manière ordi-

naire, il suffira de faire communiquer la première plaque
de cuivre avec la deuxième de zinc, la deuxième plaque
de cuivre avec la troisième de zinc, et ainsi de suite, pour
obtenir une pile semblable à la pile de Daniell, mais dans
laquelle tous les éléments se suivront sans interruption,
ce qui sera déjà une économie d'espace. Si nous pouvons
ensuite trouver le moyen de remplir, d'un côté, tous les
vases poreux à la fois, de l'autre, toutes les parties que
doit occuper la dissolution cuivrique, nous aurons réalisé,
comparativement aux procédés ordinaires, une économie
de temps considérable, surtout s'il nous est possible de
décharger la pile de la même manière. La disposition
suivante nous a permis d'arriver à ce double résultat :
des deux côtés de la cuve qui forme la pile et dans des
ouvertures latérales percées au fond de chaque compar-
timent sont mastiquées à la glu marine des tubes de
cuivre courbés à angles droits, de façon que leur partie
interne soit horizontale et leur partie externe verticale.
A cette dernière partie s'adapte un tube en caoutchouc
qui va se terminer à un collecteur horizontal placé au niveau supérieur de la cuve, et présentant autant de branches verticales inférieures qu'il doit recevoir de tubes en
caoutchouc. Tous les tubes d'un côté communiquent avec
les vases qui contiennent les zincs, ceux de l'autre avec
les parties que doit baigner la dissolution cuivrique. Il
suffit de verser de l'eau acidulée dans le premier tube
collecteur pour remplir tous les vases poreux, et cela jusqu'au niveau auquel sera maintenu le collecteur. De
même, pour remplir les autres parties, on versera la dissolution de sulfate de cuivre dans le second tube collecteur.

Pour décharger la pile, il suffira d'amener chacun des
tubes collecteurs à un niveau inférieur à celui du fond

des vases ; chose facile, puisqu'il suffit pour cela de courber les tubes en caoutchouc. Ceux-ci feront alors l'office de siphons et déverseront le liquide dans les collecteurs.

Sans doute cette disposition n'est pas à l'abri de tout reproche : on peut craindre par exemple que, comme dans la pile à auge, le liquide ne vienne à imprégner le bois, et par suite à établir une communication directe entre les éléments. Pour éviter cet inconvénient, il suffit de bien enduire de glu marine les parois de la cuve; il faut aussi avoir soin de bien mastiquer les plaques poreuses, afin d'éviter la communication directe de l'eau acidulée avec la dissolution de sulfate de cuivre. L'expérience nous apprendra d'ailleurs les modifications qui pourront être nécessaires.

Quelque système de pile que l'on emploie, il faut, pour diriger le courant dans l'organisme, se servir de conducteurs flexibles appelés *rhéophores*. Ces conducteurs sont généralement formés d'un faisceau de fils de cuivre recouverts de soie ou de gutta qui sert à les isoler, et ils viennent se terminer dans une tige métallique percée de trous pour les recevoir et munie de vis de pression. Cette tige est supportée par un manche en bois, et présente un pas de vis qui permet de lui adapter des *excitateurs* divers terminés par des boutons de 1 demi-centimètre à 6 centimètres de diamètre, et présentant différentes courbures, afin de pouvoir s'adapter exactement sur les points du corps qu'on veut soumettre à l'action du courant. Les boutons des excitateurs sont recouverts de linges ou d'éponges qu'on maintient mouillés, afin d'assurer leur communication avec les organes. Dans l'intervalle des séances, on peut placer les rhéophores dans un vase contenant de l'eau de pluie ou de l'eau salée. Ils sont ainsi toujours prêts à servir. On change de temps en temps leur enveloppe et on les nettoie.

Pour *mesurer l'intensité du courant* qui passe dans l'organisme, il faut introduire dans le circuit un galvanomètre. L'emploi de cet appareil a de plus l'avantage de montrer si le courant a une constance suffisante, et l'on est averti par les oscillations de l'aiguille des changements qui peuvent survenir dans les résistances pendant le cours de l'opération.

Il est assez souvent nécessaire de produire des *interruptions du courant*. L'appareil le plus simple et le plus commode que l'on puisse employer dans ce but consiste en une roue en verre assez épaisse dont la tranche est munie d'un anneau métallique continu dans la moitié de sa largeur et présentant dans l'autre moitié un certain nombre d'échancrures qui laissent à nu le verre; deux ressorts auxquels se terminent les fils du circuit sont mis en rapport, l'un avec la partie continue de l'anneau, l'autre avec la partie échancrée. Si l'on fait tourner la roue au moyen d'une manivelle, on voit que, quand le second ressort passera sur une échancrure, il y aura interruption du circuit; au contraire le circuit sera fermé quand ce ressort s'appuiera sur une partie non échancrée. On aura donc pour un tour de la roue autant d'interruptions que l'anneau qui l'entoure présente d'échancrures. Pour obtenir un nombre déterminé d'interruptions dans un temps donné, il suffira de faire tourner la roue avec une vitesse convenable.

CHAPITRE II.

ACTIONS DIVERSES DES COURANTS CONTINUS SUR L'ORGANISME.

Avant d'étudier l'action de l'électricité des piles sur les organes, il est bon de rechercher d'abord si l'on trouve de l'électricité dans ces organes et quel peut y être son rôle.

§ 1. — De l'électricité animale dans ses rapports avec l'influx nerveux.

A. *Électricité animale.*

L'existence de courants électriques chez les animaux est aujourd'hui parfaitement démontrée. Les anciens avaient déjà remarqué que certains poissons peuvent produire sur ceux qui s'exposent à leur contact des commotions plus ou moins violentes. Galien, Dioscorde, Platon même, font mention de la torpille et attribuent à ses secousses des propriétés médicales; mais ce n'est que depuis l'invention des machines électriques qu'on a songé à rattacher ces phénomènes à l'électricité. Plus tard, on put constater aussi la présence de l'électricité dans le corps de la grenouille. Galvani en effet obtint des contractions appréciables en mettant en contact immédiat les nerfs lombaires avec une portion externe des muscles. Vers 1820, Nobili reconnut l'existence d'un courant dirigé de la partie externe vers l'intérieur du corps du même animal et allant des muscles chargés négativement aux nerfs chargés positivement. M. Matteucci, répétant les expériences de Nobili, obtint un cou-

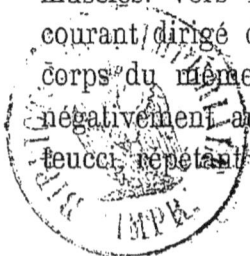

rant assez intense en formant des piles de grenouilles dans lesquelles le nerf de l'une, attiré à l'extérieur, communiquait avec les muscles de la suivante; il remarqua de plus que les nerfs, dans cette expérience, paraissent jouer le rôle de simple conducteur, et qu'on peut les enlever sans empêcher la production du courant. Le centre du muscle est chargé positivement, l'extérieur négativement. Dans une autre expérience, il sépara les deux cuisses d'un lapin, et, ayant disséqué rapidement une assez longue portion du nerf de l'une, il vit qu'au moment où ce nerf, soulevé préalablement avec un tube de verre, retombait sur la masse des muscles, ceux-ci se contractaient vivement. Les deux cuisses, réunies en piles, donnaient des contractions plus énergiques encore.

Le courant qui se produit dans tous ces cas est, d'après M. Matteucci, un courant musculaire, puisqu'il se manifeste même quand les nerfs sont détruits; assertion que M. Claude Bernard a confirmée par ses expériences avec le curare. Il n'en existe pas moins cependant un courant nerveux indépendant du précédent, ainsi que l'a montré M. du Bois-Reymond. Cet illustre observateur a vu en effet que si l'on vient à mettre en rapport les deux lames de platine qui terminent les fils d'un galvanomètre, l'une avec la surface de section du nerf, l'autre avec sa surface naturelle, il s'établit un courant dans le conducteur métallique, courant qui va de la surface naturelle à la surface de section.

Ces faits sont suffisants pour porter à admettre l'existence de l'électricité animale; cependant, pour lever tous les doutes, il était nécessaire de constater la présence de courants dans l'organisme sain. C'est ce que permet de faire l'expérience suivante due aussi à M. du Bois-Reymond: Dans deux vases contenant de l'eau salée et où aboutissent les fils d'un galvanomètre de 2,400 tours, on plonge les deux mains : aucune déviation ne se produit d'abord ; mais, si l'on vient à contracter fortement les muscles de l'un des bras, l'aiguille indique aussitôt un courant allant du bras dont les muscles sont en repos à celui qui est contracté. Cette action ne peut être attribuée à une augmentation de chaleur, car cette cause seule produit un effet inverse ; d'ailleurs les lames de platine qui terminaient le fil avait été découpées dans la même feuille et plongeaient d'une manière permanente dans la solution saturée de sel marin. Des chaînes de personnes se tenant par les mains mouillées et contractant les muscles du même bras produisent des effets en rapport avec le nombre d'individus qui les composent. En enlevant l'épiderme par la vésication, M. du Bois-Reymond a obtenu une déviation considérable. M. Zantedeschi a constaté que ces courants sont temporaires et s'affaiblissent graduellement quand on les développe plusieurs fois de suite. Dans l'état de langueur et d'extrême abattement, ils sont insensibles.

B. *Action de la pile sur les animaux récemment tués.*

D'après ce qui précède, on peut prévoir que l'électricité des piles doit provoquer sur les animaux des phénomènes physiologiques variés. C'est en effet ce qui a lieu. Sur des animaux dont la mort a été rapide, on obtient par les courants des mouvements semblables à ceux qu'on observe pendant la vie. Tout le monde connaît les contractions énergiques que l'on produit sur la cuisse d'une grenouille fraîchement écorchée, par l'action d'un couple zinc et cuivre mis en communication avec les nerfs et les muscles. Tous les animaux, les plus grands comme les plus petits présentent des phénomèees analogues. Ainsi, par exemple, l'action d'un courant de cent éléments d'une pile à colonne sur la tête d'un bœuf dont les naseaux et le tympan étaient mis en communication avec les pôles, déterminait des mouvements dans les yeux, la langue et les oreilles (1). Sur une cigale qu'on vient de tuer, le courant détermine la production du chant propre à cet animal.

L'homme lui-même après une mort rapide est susceptible d'éprouver l'influence des courants. Des expériences faites à Glascow sur le corps d'un supplicié l'ont montré d'une manière saisissante : cet homme, âgé d'environ 30 ans, de forme athlétique, fut laissé pendu une heure, puis on porta son cadavre à l'amphithéâtre voisin. Une grande incision faite immédiatement au-dessous de l'occiput permit d'obtenir l'ablation de la moitié postérieure de l'atlas, et de mettre ainsi à nu la moelle épinière. Le genou étant plié, on mit l'un des pôles en communication avec la moelle, l'autre avec le talon préalablement incisé ; la jambe fut aussitôt lancée avec violence et faillit renverser un des assistants qui essayait en vain d'en prévenir l'extension. Les pôles mis ensuite en communication, l'un avec le nerf phrénique à la région du cou, l'autre avec le thorax sous la septième côte, déterminèrent la contraction du diaphragme : la poitrine se gonflait et s'abaissait ainsi que l'abdomen, comme dans la respiration naturelle. On appliqua aussi l'un des pôles sur le nerf sus-orbitaire mis à nu et l'autre au talon ; alors chaque fois que sans changer ses extrémités on promenait la partie moyenne du fil sur les derniers éléments de la pile, on voyait se produire les grimaces les plus extraor-

(1) Aldini, 1804, *Essai sur le galvanisme.*

dinaires ; tous les muscles de la face furent mis en action ; la rage, l'horreur, le désespoir, l'angoisse et d'affreux sourires unirent leur hideuse expression sur la figure de l'assassin (1).

Des essais semblables tentés par Aldini sur des individus morts d'une maladie lente ne donnèrent aucun résultat ; l'organisme perdant alors graduellement toutes ses propriétés, à mesure que la vie lui échappe.

C. *L'influx nerveux est-il différent de l'électricité ?*

Ainsi l'organisme à l'état normal est sillonné par des courants électriques ; bien plus, les courants de la pile peuvent, dans une certaine mesure, suppléer à l'action des centres nerveux. Il paraît alors naturel de se demander si l'électricité, cet agent encore si mystérieux dans sa nature et ses propriétés, ne serait pas le véritable intermédiaire entre l'âme et le monde extérieur, si enfin elle ne serait pas identique à l'influx nerveux. Plusieurs physiologistes ont adopté cette manière de voir. Pour eux, l'électricité engendrée dans le cerveau serait lancée par l'acte de la volonté à travers le système nerveux, dans la direction où l'effet doit être produit. Un courant continu circulerait dans le système ganglionnaire pour produire les phénomènes de la vie organique, tels que les mouvements du cœur et du poumon, ceux qui accompagnent la digestion, les transports des fluides à travers les tissus, les sécrétions. La surexcitation du cerveau par différentes causes telles que la peur, la colère, l'enthousiasme, donnerait lieu à une production surabondante d'électricité qui se traduirait à l'intérieur par la rapidité plus grande

(1) *Annales de physique et de chimie,* 2ᵉ série, t. XIV, p. 344.
1866 — Wintrebert.

des battements du cœur, l'accélération de la respiration et une énergie inusitée des contractions musculaires. De même, l'exercice prolongé sous l'influence d'une température élevée augmenterait la sécrétion du fluide cérébral, et le cerveau continuant à produire pendant quelque temps plus de fluide qu'à l'état normal, ce fluide non utilisé s'accumulerait dans les organes, et ses décharges séraient la cause de ces commotions quelquefois assez violentes qu'une foule de personnes ont pu ressentir pendant les premiers moments du sommeil (1).

Toute séduisante que puisse paraître cette théorie, elle n'en soulève pas moins de très-graves objections. En effet, si l'on compare la vitesse de transmission des impressions à celle de l'électricité, on trouve une première différence. Helmholtz, qui s'est occupé de cette question, a reconnu que chez les grenouilles la vitesse de propagation de l'agent nerveux ne dépasse pas 20 mètres par seconde : or, pendant ce temps, l'électricité parcourt 2 à 300,000 kilomètres. Une simple ligature posée sur un nerf lui enlève le pouvoir de communiquer l'influx nerveux sans lui enlever sa conductibilité électrique. Il en est de même de la désorganisation de la pulpe nerveuse si on laisse le névrilème. D'ailleurs, quelque temps après sa séparation de l'organisme, le nerf perd son excitabilité sans devenir moins bon conducteur de l'électricité.

Nous dirons donc, avec l'illustre Liebig (2) : « Il est certain qu'un grand nombre d'actions que nous constatons dans les corps vivants sont produites par des causes physico-chimiques, mais on va beaucoup trop loin lorsqu'on veut en conclure que toutes les forces qui agissent

(1) Daguin, *Physique*, t. III, p. 407.
(2, *Chemische briefe*, 577.

dans l'organisme, sont identiques à celles qui régissent la matière inerte. »

De même que la matière est soumise à l'action des forces physiques, de même il est probable que les forces physiques sont soumises dans les corps organisés à des forces supérieures dont nous devons admettre fatalement l'existence, puisque nous voyons leurs effets. Ces dernières seraient chez l'homme sous la dependance immédiate de l'âme intelligente et libre, et c'est ainsi qu'on pourrait dire avec Platon : « L'homme est un véritable abrégé de la création,» puisqu'il possède à la fois toutes ces substances et toutes ces forces.

§ 2. — Action physiologique des courants sur les principales fonctions.

Les courants produisent sur l'organisme des effets si nombreux et si divers, qu'il est nécessaire, pour ne rien omettre d'important et conserver un certain ordre, d'introduire quelques divisions dans l'étude que nous nous proposons d'en faire. Nous passerons donc en revue successivement chacun des grands systèmes de l'économie, en indiquant les faits qui prouvent l'action des courants sur ces appareils soit à l'état normal, soit après leur séparation récente du corps de l'individu.

A. *Fonctions de relation.*

1° *Motilité.* — La force qui met en mouvement les différentes parties de l'organisme agit par l'intermédiaire de deux tissus particuliers : le tissu nerveux et le tissu musculaire. Ces deux tissus ne sont pas également bons conducteurs de l'électricité ; les expériences de M. Matteucci lui ont démontré que *les muscles offrent au courant une résistance quatre fois moindre que les nerfs.* Il n'en faudrait pas conclure que la contraction doit être plus vive lorsque les deux rhéophores de la pile sont placés sur le muscle, que quand on dirige le courant dans le sens du nerf. En effet, c'est le contraire qui a lieu ; et *la galvanisation directe d'un muscle ne produit d'effets appréciables qu'autant que le nerf se trouve sur le trajet électrisé.*

La disposition relative des rhéophores n'est pas non plus indifférente ; un courant dirigé transversalement au nerf moteur n'a sur lui aucune action ; on n'obtient de contractions qu'à la condition de faire passer le courant obliquement, et, dans ce cas, l'effet produit croît avec la portion du tronc nerveux comprise entre les deux pôles. Le maximum de contraction a donc lieu lorsque l'un des rhéophores étant placé sur le nerf avant son entrée dans le muscle, l'autre est mis en rapport avec ce dernier, c'est-à-dire avec les dernières ramifications nerveuses.

Dans ces conditions, *il se produit en général une contraction à l'entrée du courant et une à la sortie*, quelle que soit sa direction, si le nerf est intact dans ces rapports, et ces effets sont d'autant plus marqués qu'on se rapproche plus de l'encéphale ; mais, s'il y a séparation des centres nerveux, ou si, sans qu'il y ait séparation, le nerf est fatigué par des expériences réitérées, la contraction pour le nerf mixte n'a plus lieu qu'à l'entrée dans le cas où le courant est direct, c'est-à-dire va dans le sens des ramifications du nerf, tandis qu'elle n'a lieu qu'à la sortie si le courant est inverse. MM. Longet et Matteucci, dans leurs expériences sur les racines antérieures de la moelle, ont vu que sur ces parties essentiellement motrices les choses se passaient autrement : après une première période dans laquelle les contractions se manifestaient au commence-

ment et à la fin du courant, on observait une deuxième
période plus durable dans laquelle elles se produisaient
seulement à la fermeture du courant inverse et à la rupture du courant direct (1). Ces illustres physiologistes
avaient cru trouver ainsi un moyen de distinguer les nerfs
moteurs des nerfs mixtes; mais leurs expériences, répétées par MM. Martin-Magron et Claude Bernard, ont été
interprétées par ceux-ci d'une manière différente. Ces
derniers attribuent l'inversion des effets à la présence de
courants dérivés qui ne se produiraient jamais à l'état
normal. D'après M. Claude Bernard, lorsque le nerf est
aussi normal que possible et dans les conditions les plus
rapprochées de son fonctionnement habituel, l'action
d'une pile faible et constante ne produit jamais sur lui
qu'une seule contraction, et on l'a toujours à l'entrée du
courant, qu'il soit centripète ou centrifuge (2). Lorsque le
courant devient plus énergique, les contractions se mon ·
trent à la fois à la fermeture et à la rupture du circuit.

Quoi qu'il en soit, *la contraction est caractéristique du
nerf moteur*; elle se produit aux deux pôles toutes les
fois qu'un nerf de cette nature est traversé obliquement
par un courant, mais *son intensité est différente pour
chaque pôle*. Ce fait, signalé par Marianini, peut se constater facilement : il suffit de fermer le circuit d'une assez
forte pile en prenant les rhéophores dans chaque main ;
la commotion ressentie dans le bras qui recevra le courant direct sera la plus violente. Si l'on place les rhéophores l'un sur le radial, l'autre sur le médian, la contraction, lors de la fermeture du circuit, sera plus forte
dans les fléchisseurs si le pôle négatif se trouve sur le

(1) Longet, *Physiologie*, t. II, p. 235.
(2) Claude Bernard, *Leçons sur le système nerveux*, t. I, p. 168.

radial; dans le cas contraire, on verra la contraction des extenseurs l'emporter sur celles des fléchisseurs.

Le sens du courant exerce aussi une certaine influence sur l'excitabilité. Pfaff avait déjà remarqué, au commencement de ce siècle, que le courant continu direct l'affaiblit et peut même la faire disparaître, tandis que le courant inverse l'exalte. M. Matteucci a confirmé cette dernière observation : « Si, dit-il, un nerf moteur ou mixte est parcouru pendant plusieurs heures par un courant inverse, dans le plus grand nombre des cas il arrive que le membre, à l'interruption du circuit, éprouve une contraction très-violente qui dure un certain nombre de secondes et qu'on pourrait appeler tétanique. Il suffit de fermer de nouveau le circuit pour faire cesser ce phénomène ; mais, ce qu'il est très-important de remarquer, c'est qu'au moment où l'on ferme le circuit dans cette circonstance il y a une nouvelle contraction après laquelle le membre revient à son état naturel. Cette contraction qui survient quand on ferme le circuit, dans le cas du courant inverse, n'existait pourtant plus dans les premiers moments de l'expérience, et elle a reparu après l'action prolongée du courant. Lorsque le passage du courant inverse se réduit à une courte fraction de seconde, la contraction qui se produit à l'ouverture du circuit est plus faible que celle qu'on obtient quand il a circulé pendant plusieurs secondes. »

Un nerf qui a perdu par le passage d'un courant variable la faculté de faire contracter le muscle auquel il se distribue, recouvre plus vite cette propriété par le courant inverse que par le courant direct. D'après Heidenhain, une grenouille soumise pendant deux heures et demie à l'action d'une pile de soixante couples, et tourmentée par des modifications fréquentes du courant, avait complétement perdu la faculté de se contracter ; on fit alors agir sur elle le courant inverse de la même pile pendant cinq heures, elle eut à l'ouverture de la chaîne de nouvelles contractions.

Ces résultats obtenus sur des grenouilles préparées à la manière de Galvani, sont-ils applicables aux nerfs dans leur état normal ? Les effets affaiblissants ne se présentent alors que très-faibles, suivant Marianini, et seulement après bien des heures d'action. M. Remak, qui s'est souvent servi des courants constants dans un but thérapeutique, n'a jamais remarqué dans les nerfs et les muscles de l'homme une diminution de l'excitabilité ; au contraire, il a toujours constaté après leur action un accroissement d'énergie dans la contraction mesurée au dynamomètre. Il nous paraît d'ailleurs important d'établir ici une distinction entre l'augmentation de l'excitabilité électrique d'un nerf et sa plus grande aptitude à remplir ses fonctions normales ; le premier effet pourrait être dû à un certain état de polarisation dans les éléments du nerf et n'entraînerait pas nécessairement le second.

Dans l'intervalle qui sépare le moment de la fermeture du circuit de celui où on l'interrompt, le muscle n'éprouve pas de convulsion si le courant est parfaitement constant ; mais il peut se trouver, lorsque le courant est assez fort, dans un état particulier auquel M. Remak a donné le nom d'*état galvano-tonique*, et qui consiste dans une espèce de contracture facilement vaincue par la volonté, mais qui se reproduit aussi longtemps que le circuit n'est pas interrompu. Par exemple, si on applique l'un des rhéophores sur le trajet du nerf médian au-devant de l'articulation du coude, l'avant-bras étant horizontal et la main pendante, qu'on place ensuite l'autre rhéophore sous le poignet, on verra la main se relever peu à peu, pour retomber aussitôt que le circuit sera interrompu. Cet effet ne se produit pas chez tous les individus; il s'observe assez souvent lors d'une deuxième application du courant, quand la première ne l'a pas déterminée; il faut d'ailleurs, pour l'obtenir, un courant assez énergique. Les muscles soumis au domaine du nerf antagoniste de celui qui est traversé par le courant, peuvent aussi éprouver ces contractions, même quand on ne les observe pas sur ce dernier.

Les contractions galvano-toniques se produisent facilement chez le lapin; une pile de deux ou trois éléments de Daniell, agissant sur le muscle droit supérieur de l'œil, amène dans ce muscle des oscillations fibrillaires; cinq éléments donnent une contraction tonique complète; le courant de dix éléments produit le même effet sur les peauciers de la face; on voit alors la lèvre tirée du côté où sont placés les rhéophores.

M. Remak, qui a signalé ces divers phénomènes, les attribue à plusieurs causes: d'abord à des oscillations dans la densité du courant, qui, par suite du mouvement des fibres musculaires, n'agirait pas d'une manière uniforme sur le nerf. Les nerfs sensitifs prendraient aussi part à la production de ces contractions. En effet, si l'on applique l'un des rhéophores d'une pile de vingt éléments de Daniell sur le point d'émergence du nerf qui se distribue au biceps, et l'autre en un point de ce muscle convenablement choisi, il se produira une contraction; l'avant-bras sera soulevé; puis, le courant continuant à passer, il reprendra sa position primitive; mais, si on vient à toucher avec le second rhéophore le nerf cutané, il y aura production d'une forte douleur, en même temps l'avant-bras sera soulevé de nouveau, et ne retombera que lorsque le courant aura cessé d'agir. D'autres fois les contractions galvano-toniques ont paru se produire sous l'influence d'excitations centrales indépendantes de la dou-douleur; ainsi, sur une femme atteinte d'hémiplégie, l'excitation galvanique du nerf crural déterminait la contraction des muscles extenseurs paralysés de l'avant-bras (1).

Si l'on fait abstraction de cet état particulier, un peu accidentel peut-être, le muscle est en repos aussi long-temps que le galvanomètre ne marque pas de variation dans l'intensité du courant; mais, pour peu qu'il se produise des oscillations, les convulsions se succèdent, leur nombre et leur énergie sont en rapport avec la fréquence et la valeur de ces oscillations. *Des interruptions souvent répétées amènent un état tétanique des muscles, et modifient l'excitabilité du nerf plus rapidement que le courant continu.* Il est facile de s'en convaincre en faisant, comme M. Longet, passer comparativement un courant continu et un courant interrompu de même force à travers les deux nerfs sciatiques d'une grenouille; après quelques minutes, on peut constater que le nerf soumis à l'action du courant interrompu est beaucoup moins excitable que l'autre.

Lorsqu'un nerf a perdu son excitabilité par l'action d'un courant continu, il suffit pour la ramener de le soumettre à un courant de sens contraire au premier. Sur une grenouille préparée à la manière de Galvani, on peut faire disparaître, puis ramener ainsi un certain nombre de fois l'excitabilité. Cette expérience est connue sous le nom d'*alternatives voltaïques*.

M. du Bois-Raymond a démontré que l'action d'un courant sur un nerf ne se borne pas à la portion du nerf

(1) Remak, *Galvanothérapie*, p. 72.

qu'il traverse. Après avoir isolé sur une grenouille un long cordon nerveux, il met en contact deux points de sa surface avec les extrémités du fil d'un galvanomètre et attend que l'aiguille reste fixe; puis il fait passer un courant dans la portion libre du nerf au-dessus ou au-dessous du circuit fermé par le galvanomètre; aussitôt l'aiguille est déviée et indique le passage d'un courant de même sens que celui qu'on fait agir sur le nerf; ce courant persiste aussi longtemps que dure la galvanisation. Cette propriété caractéristique du tissu nerveux a été attribuée par M. du Bois-Reymond à une force particulière qu'il désigne sous le nom de *force électrotonique*; il appelle alors *électrotonos* l'état du nerf soumis à l'action de cette force. Les phénomènes précédents ont été vérifiés par plusieurs physiologistes. M. Matteucci regarde l'état électro-tonique comme l'apanage exclusif du nerf encore doué de la vie. En effet, plus on s'éloigne du moment où il a été préparé, plus est faible l'intensité du courant. L'électrotonos se produit, d'après le même observateur, avec beaucoup plus d'énergie et de persistance dans les nerfs des oiseaux et des mammifères que dans ceux de la grenouille. Une forte ligature interposée entre la partie du nerf comprise dans le circuit de la pile et celle où sont appliquées les extrémités du galvanomètre empêche la manifestation de cet état.

2° *Sensibilité*. — *Le passage d'un courant dans un nerf de sensibilité générale détermine une sensation douloureuse*. La douleur se ferait sentir, d'après Marianini, à l'interruption du courant direct ou au commencement du courant inverse; mais cela n'aurait lieu, d'après M. Matteucci, qu'après une première période dans laquelle la douleur se montrerait à la fois à la fermeture et à la rup-

ture du circuit, quel qu'en soit le sens. Pour élucider
cette question, M. Longet a entrepris des expériences sur
des chiens et des chats ; voici les résultats auxquels il
est arrivé : « Il est évident pour moi, dit-il, que ces animaux souffrent au moment où le courant inverse et le
courant direct commencent à s'établir, ainsi qu'à l'instant
où le courant inverse est interrompu, tandis qu'ils ne té-
moignent jamais aucune douleur à l'interruption du courant direct. » Ce célèbre physiologiste a constaté aussi
que, pendant les premiers instants du passage d'un courant, les signes ordinaires de la douleur continuent à se
manifester, puis l'animal cesse ses gémissements et ses
cris ; il ne paraît plus souffrir, quoique le courant agisse
toujours sur lui, à moins que, déplaçant l'un des rhéophores, l'expérimentateur ne le fasse glisser vers une partie du nerf supérieur à celle que le courant traversait.

A l'inverse de la contraction, la douleur se produit dans
un nerf lorsque les deux rhéophores sont appliqués transversalement sur lui au même niveau, et elle est alors tout
aussi vive que quand le courant traverse le nerf obliquement. Son intensité n'est pas la même aux deux pôles ;
elle est plus forte, d'après Grapengiesser, au pôle négatif
qu'au pôle positif. Pendant la galvanisation d'un nerf cutané, il se produit aussi une sensation de fourmillement
au-dessous des points sur lesquels on opère. Cette sensation cesse avec le courant ou peu de temps après lui ; on
l'observe surtout quand il est direct.

Le passage d'un courant développe dans les organes
des sens l'espèce de sensation qui est propre à chacun
d'eux.

Dès 1767, Sulzer avait remarqué que deux disques de
zinc et de cuivre placés l'un au-dessus de la langue,
l'autre au-dessous, produisent, quand ils viennent à se

toucher par leurs bords, une *saveur particulière*, acide du côté du cuivre, alcaline du côté du zinc. L'expérience prolongée quelque temps peut provoquer des nausées. L'intensité de la sensation varie d'ailleurs avec la nature des métaux. Elle provient à la fois de l'excitation des nerfs du goût et de l'action électrolytique produite sur les liquides de la bouche. Il n'est pas nécessaire d'agir directement sur la langue pour produire ce phénomène. Certains individus accusent un goût métallique cuivreux quand un courant passe dans leurs membres supérieurs ou même inférieurs. Lorsqu'on agit sur la nuque, le goût se développe d'autant plus fortement qu'on approche davantage des nerfs de la langue, et il s'y joint souvent une forte salivation.

De Humboldt, s'étant placé une lame métallique entre les joues et les gencives, et une autre lame sur la langue, vit se produire une *lueur* assez vive chaque fois qu'il les mettait en contact. Aldini obtint des effets semblables en faisant agir les pôles d'une pile sur le nez et les lèvres. On observe de grandes différences dans les résultats suivant les personnes : ainsi chez quelques-unes la sensation lumineuse peut se produire par la simple excitation de la nuque ; chez d'autres, on provoque à peine des éclairs quand on fait passer un courant dans le voisinage des yeux. Les plus fortes même sont souvent impuissantes à les produire chez les amaurotiques. D'après Purkinje, quand les pôles sont appliqués sur les conjonctives de chaque œil, on aperçoit une sorte d'éclair chaque fois qu'on ouvre ou qu'on ferme le circuit. Au pôle positif, la lumière paraît jaunâtre ; au pôle négatif, elle prend une teinte violet clair.

Pour apprécier l'effet de l'électricité sur *l'ouïe*, Volta fit passer le courant d'une pile de quarante couples d'une oreille à l'autre; il entendit alors un sifflement, un bruit saccadé qu'il compare à une matière visqueuse en ébullition. Ce bruit persista pendant tout le passage du courant. Ritter prétend que la sensation, d'abord très-faible, croît avec le temps d'action du courant. Le son serait plus aigu au pôle positif qu'au pôle négatif. On l'obtient d'ailleurs très-difficilement.

La galvanisation des *nerfs olfactifs* provoquerait, d'après Ritter, une odeur ammoniacale au pôle négatif et une odeur acide au pôle positif; mais la plupart de ceux qui ont répété cette expérience n'ont éprouvé qu'un picotement plus ou moins vif, accompagné d'une abondante sécrétion de larmes. Monro déterminait une hémorrhagie nasale chaque fois qu'il tentait de reproduire sur lui-même le phénomène constaté par Ritter (1).

B. *Fonctions de nutrition.*

1o *Digestion.* — L'action de l'électricité sur les fonctions digestives a été rendue évidente par le Dr Wilson Philip. Au moyen d'incisions faites au cou, il pratiqua la section des pneumogastriques sur plusieurs lapins; le persil qu'ils mangèrent après l'opération resta sans altération dans l'estomac, et ces animaux moururent suffo-

(1) Lorsqu'on fait agir des courants dans le voisinage de l'encéphale, il est prudent de n'employer que des piles faibles en intensité comme en tension. Malgré cette précaution, on pourra quelquefois observer, surtout à la rupture du circuit, certains phénomènes cérébraux, tels qu'une oscillation passagère de la tête, une espèce de vertige. D'après M. Remak, il existe au cou un point paraissant coïncider avec le ganglion cervical supérieur du sympathique et dont la galvanisation amène souvent ces vertiges qui n'ont d'ailleurs aucune gravité et ne durent qu'un instant.

qués. Sur d'autres lapins traités de la même manière, il fit
passer un courant le long du nerf, l'un des pôles agissant
sur le bout inférieur au niveau de la section, et l'autre
sur la peau au-dessous de l'estomac. Il vit d'abord la respiration s'effectuer sans difficulté, et, après avoir maintenu le courant pendant vingt-six heures, il trouva le
persil aussi bien digéré qu'à l'état normal. Sur des chiens,
les résultats furent les mêmes.

La galvanisation des nerfs splanchniques amène, d'après
M. Longet, des contractions intestinales quand l'intestin
renferme des matières alimentaires ; ces contractions font
quelquefois défaut s'il est libre. Cependant Pflüger a observé que des courants rapidement interrompus, dirigés
dans les grands nerfs splanchniques, peuvent faire cesser
les mouvements de l'intestin grêle. Ces résultats paraissent contradictoires. On pourrait les expliquer facilement
si l'on admettait, avec M. Claude Bernard, que, par son
action sur les muscles, l'électricité amène toujours un
état inverse de celui dans lequel elle les trouve au moment de son passage, les faisant contracter s'ils sont en
repos, arrêtant leurs contractions s'ils sont en convulsion.
Cette opinion trouve d'ailleurs une confirmation dans les
expériences d'Eckhart. Ce physiologiste a constaté en
effet qu'un muscle traversé par le courant de la pile ne
peut entrer en tétanos, et que, réciproquement, le courant qui agit sur un muscle tétanisé arrête ses convulsions. Pour vérifier ce fait, on fait plonger le nerf d'un
membre dans de l'eau salée ou de la bile, il entre en tétanos ; si alors on le met en communication avec les pôles
d'une pile, l'état tétanique cesse aussitôt. Avec M. Claude
Bernard, on pourrait considérer les muscles de ce membre comme placés dans des conditions semblables à celles
qui président aux mouvements involontaires. La contrac-

tilité des muscles de la vie végétative serait alors identique à celle des muscles de la vie de relation.

D'après le même observateur, le grand sympathique,
comme les nerfs de la sensibilité générale, pourrait déterminer des actions réflexes : si, après avoir coupé le
filet sympathique de communication au-dessous du premier ganglion thoracique on galvanise le bout supérieur,
on obtient des contractions énergiques dans l'intestin
grêle et l'estomac. De même l'excitation du ganglion cœ-
liaque détermine des contractions du gros intestin.

Dans tous ces cas, la contraction, au lieu de commencer
avec le courant et de cesser avec lui, comme dans les
muscles soumis à l'action de la volonté, commence plus
tard et dure plus longtemps.

2° *Circulation et sécrétions.* — Volta pensait et d'autres
physiologistes ont cru constater que l'électricité n'avait
pas d'action sur le cœur. Il est reconnu aujourd'hui qu'a-
près la section des pneumogastriques la galvanisation
du bout inférieur suspend instantanément ses contractions. Le passage de l'électricité dans le nerf grand sympathique ne produit sur le cœur que des effets douteux ;
cependant M. Longet dit avoir pu exciter les mouvements de cet organe en faisant agir un courant sur les
filets cardiaques venus du ganglion cervical inférieur.

Depuis les travaux de MM. Schiff et Claude Bernard,
on sait que le système nerveux ganglionnaire exerce sur
la contractilité des vaisseaux, et par suite sur la circulation, une influence considérable. La paralysie des nerfs
vaso-moteurs entraîne, d'après M. Schiff, la dilatation des
vaisseaux, et les expériences de M. Claude Bernard ont
fait voir que la section du grand sympathique cervical
amène une augmentation de chaleur et de pression vas-

culaire du côté correspondant. La galvanisation pouvant remplacer dans une certaine mesure l'action nerveuse, il est facile de voir tout le parti qu'on en pourra
tirer dans les cas où l'influence du grand sympathique
sera entravée par une cause quelconque.

Les vaisseaux reçoivent aussi certains nerfs antago-
nistes de l'action du grand sympathique; tels sont les
filets du lingual qui se rendent à la glande sous-maxil-
laire; leur ligatnre amène le resserrement des vaisseaux
de cette glande, leur galvanisation les dilate (1).

Ritter prétend que l'électricité du pôle positif augmente les forces vitales, tandis que celle du pôle positif
les diminue : « Le pouls de la main tenu, dit-il, pendant
quelques minutes en contact avec le pôle positif est for-
tifié; il est au contraire affaibli par le pôle négatif. Dans
le premier cas on .éprouve une sensation de chaleur, on a
froid dans le second. »

Si, à l'exemple de M. Wiedmann (2), on fait agir un
courant sur de l'eau contenue dans un vase séparé en
deux par une cloison poreuse, on verra que le liquide
est entraîné du pôle positif au pôle négatif à travers cette
cloison. M. Wiedmann a pu constater :

1° Que les quantités de liquide transportées dans des
temps égaux sont proportionnelles aux intensités des
courants;

2° Qu'elles sont indépendantes de l'épaisseur et de la
surface du vase poreux;

3° Qu'elles augmentent avec sa résistance au passage
de l'électricité.

(1) Claude Bernard, *Journal de physiologie*, 1858, t. I.
(2) *Annales de physique et de chimie*, 2ᵉ série, t. **XXXVII**, p. 242.

Le transport électrique ne s'effectue pas seulement à travers les diaphragmes, il a encore lieu indépendamment de tout diaphragme, ainsi que l'a constaté M. Quincke, et sa direction dépend de la nature du liquide. L'essence de térébenthine, qui se charge par frottement d'électricité négative, chemine en sens contraire de l'eau, qui se charge positivement. Les particules en suspension dans les liquides sont charriées en sens inverse du mouvement de ceux-ci.

Des phénomènes qu'on peut rapporter au moins en partie à la même cause s'observent dans l'organisme. M. Remak, expérimentant sur une grenouille, a vu se gonfler les muscles soumis à l'action du pôle négatif, et s'est assuré que cet accroissement de volume atteint la fibre musculaire elle-même, qui, sous le microscope, présente des propriétés endosmotiques plus considérables qu'à l'état normal. Sur des poulets soumis à l'action continue d'une pile de cinquante couples, l'autopsie fit voir que le sang était extravasé dans les muscles.

§ 3. — Action chimique des courants ou électrolyse (1)·

Tout le monde sait que quand une dissolution saline est traversée par un courant assez intense, elle se décompose ; les éléments se rendent, les uns au pôle négatif (métal, base), les autres au pôle positif (acide, oxygène). Si plusieurs composés sont mélangés dans une dissolu-

(1) M. Faraday a désigné sous ce nom la décomposition par les courants ; il appelle électrolyte tout composé dont on peut séparer les éléments par l'action de la pile. Il faut, pour obtenir ce résultat, un certain nombre de couples, et l'expérience montre que la rapidité des effets croît ensuite avec la surface de ces couples.

tion, leur décomposition dépend des proportions dans lesquelles ils s'y trouvent. Ainsi, dans un mélange d'eau et d'une petite quantité d'acide sulfurique, l'eau seule est décomposée. Si l'acide se trouve dans l'eau en plus grande proportion, il entre seul en décomposition; à égalité de quantité, la substance la plus conductrice et la moins stable est celle sur laquelle s'exerce l'action du courant.

Les substances organiques peuvent aussi être décomposées par les courants. Une feuille de laurier soumise par Davy, pendant quelques jours, à l'action d'une pile de 150 couples, donna au pôle positif de l'acide cyanhydrique, et au pôle négatif un mélange de chaux, de résine et autres substances. La feuille était déséchée et comme grillée. De même un morceau de chair musculaire dont les extrémités étaient plongées dans des vases pleins d'eau distillée fut, par l'action d'une forte pile, privé de tous ses sels ; on trouva dans le vase négatif des alcalis (potasse, soude, chaux) et des acides (sulfurique, phosphorique, azotique) dans le vase positif.

MM. Prévost et Dumas expérimentant sur le blanc d'œuf ont vu se former sous l'action de la pile un coagulum blanc au pôle positif, tandis qu'au pôle négatif ils trouvèrent une substance transparente semblable à la gélatine. Ce phénomène est complexe : en effet, l'analyse montre que des acides se sont dégagés au pôle positif, tandis qu'il se trouve des bases au pôle négatif. Ces dernières, en agissant sur l'albumine, la dissolvent : on peut donc leur attribuer la formation du produit gélatiniforme qui existe à ce pôle. De même, le coagulum blanc du pôle positif a pour cause la présence des acides. Ces propriétés des courants trouveront dans le chapitre suivant des applications nombreuses ; on conçoit en effet qu'on puisse les utiliser pour la destruction des tissus morbides.

Tout ce qui augmente la conductibilité favorise l'électrolyse ; c'est ainsi que la chaleur qui accroît la conductibilité de l'eau et des dissolutions rend leur décomposition plus facile. L'affinité chimique des substances mélangées peut aussi aider à leur décomposition, comme l'ont reconnu MM. Faraday, Grove et Becquerel.

Une chose digne de remarque, c'est que ces actions chimiques peuvent se produire dans les tissus sans pour cela qu'il y ait désorganisation. Ainsi Davy ayant établi, en y plongeant les doigts, la communication entre deux vases remplis d'eau distillée où aboutissaient les pôles d'une pile, trouva des acides dans le vase positif et des bases dans le vase négatif. Les divers tissus de l'organisme, communiquant tous entre eux par l'intermédiaire des liquides qui les baignent, peuvent être assimilés à une série de vases réunis par des conducteurs. Or on sait que dans ces conditions les éléments une fois séparés peuvent être transportés d'un pôle à l'autre à travers tous ces vases. En appliquant ces données, MM. Vergnès et Poey ont prétendu avoir extrait du corps de certains individus des substances métalliques absorbées soit comme médicaments, soit à l'état de vapeurs ou de poussières dans des ateliers mal aérés. Le sujet, placé dans une baignoire isolée, tenait d'une main l'électrode positif, l'électrode négatif communiquait avec la baignoire, sur les parois de laquelle les métaux venaient se déposer.

Ce résultat a été très-contesté. Quoi qu'il en soit, on peut, en vertu des mêmes principes, introduire dans l'organisme des substances diverses. Ainsi, par exemple, pour y faire pénétrer de l'iode, il suffit de mettre le pôle négatif en contact avec la peau au moyen de linges imbibés d'iodure de potassium, puis d'enfoncer dans les

tissus une pointe de platine qui termine l'électrode positif; l'iode se montre bientôt au niveau de cette pointe.

§ 4. — Action calorifique des courants

On sait que le passage d'un courant dans un fil mauvais conducteur, de platine par exemple, peut l'amener à
l'incandescence : cette chaleur étant susceptible d'être
utilisée pour la cautérisation et l'ablation des tissus, il
est nécessaire d'étudier ici les conditions de son développement.

La première, c'est que les éléments de la pile aient
une grande étendue : ainsi, tandis que cent couples à
petite surface ne produisent aucun effet calorifique, quelques couples à grande surface peuvent en produire de
très-énergiques. Les dimensions des fils et leur conductibilité sont aussi à considérer : plus le fil est fin, court,
mauvais conducteur, plus il s'échauffe ; il est facile de
comprendre pourquoi, à longueur égale, le fil le plus fin
s'échauffe davantage, puisqu'il reçoit en chaque point
plus d'électricité dans le même temps. Quant à la plus
grande longueur du fil, elle n'agit qu'en augmentant la
résistance, et par suite la quantité d'électricité qui se re-
compose à travers la pile : aussi, en augmentant la tension,
c'est-à-dire le nombre de couples, à mesure qu'on prend
un fil plus long, on peut obtenir, comme l'a constaté
M. Becquerel, une température constante.

Le milieu dans lequel se trouve le fil a une influence
considérable sur l'échauffement. Quand un fil amené au
rouge par un courant est plongé dans l'eau, sa température s'abaisse non-seulement à cause de la chaleur que
lui enlève l'eau, mais aussi parce qu'il offre alors moins
de résistance au courant. Or, comme l'intensité augmente

quand la résistance diminue, on voit qu'il y a là deux actions contraires, et c'est de leur valeur relative que dépend la température du fil. On s'explique ainsi comment Davy, ayant touché à sa partie moyenne avec un morceau de glace un fil porté au rouge-cerise par un courant, vit les autres points du fil passer au rouge-blanc et même se fondre. Il résulte de là que quand on voudra employer la chaleur produite par une pile d'une faible tension pour diviser les tissus, il sera nécessaire, pour obtenir une température uniforme dans tous les points du fil, de les maintenir tous en contact avec ces tissus.

Comme les fils métalliques, les liquides s'échauffent lorsqu'ils sont traversés par un courant; mais ce phénomène se complique des variations dues aux actions chimiques concomitantes. Lorsque la colonne liquide est traversée par des cloisons membraneuses, sa température s'accroît beaucoup plus rapidement que si elle est libre. Ainsi, par exemple, sur une tige de plante grasse un peu aqueuse formée de cellules remplies de liquides, on voit l'ébullition se produire rapidement aux points en contact avec les électrodes. En général, toute solution de continuité où le courant éprouve une certaine résistance détermine une augmentation de température. On peut rapporter en partie à cette cause l'espèce d'exanthème que l'on voit quelquefois survenir sur la peau au point d'application des électrodes, et dont la cause principale est l'électrolyse.

En résumé, les courants continus sont susceptibles d'exercer sur les organes trois espèces d'effets : des effets physiologiques, des effets chimiques et des effets calorifiques.

Les principaux effets physiologiques sont:

La contraction musculaire, et nous avons vu que le

sens du courant n'a pas grande importance sur sa production à l'état normal.

Les contractions galvanotoniques, qui ne sont qu'accidentelles et dont la cause est obscure.

L'état nerveux électrotonique, très-important en ce qu'il permet de comprendre la propagation de l'action électrique jusqu'aux centres nerveux.

La dilatation ou la contraction des vaisseaux par l'intermédiaire du grand sympathique et de quelques autres nerfs.

L'endosmose électrique, qui, combinée avec l'action précédente, permet de modifier la nutrition des tissus.

Les effets chimiques se produisent avec ou sans désorganisation des tissus. Les premiers, qui ont été étudiés surtout dans ces derniers temps, sont soumis à des règles fixes; les autres sont encore peu connus.

Les effets calorifiques se divisent aussi en deux classes, suivant que l'organisme fait ou non partie du circuit.

CHAPITRE III.

Nous venons de voir que les courants continus peuvent, dans une certaine mesure, remplacer l'action des centres nerveux ou au moins provoquer la manifestation des phénomènes soumis normalement à l'influence de ces organes; leur emploi *en médecine* n'a donc rien que de très-rationnel.

D'autre part, en permettant d'introduire directement une assez grande quantité d'électricité dans certains tissus morbides au moyen d'aiguilles, sondes ou autres appareils qu'on y fait pénétrer, ils sont capables d'y produire une action chimique; comme aussi la chaleur que provoque leur passage dans certains fils métalliques est suffisante pour la cautérisation et l'ablation de ces tissus: ils peuvent donc aussi être utiles *en chirurgie.* Nous conserverons dans ce chapitre cette division naturelle et nous commencerons par l'étude des applications médicales.

§ 1. – Applications médicales des courants continus.

Ces applications sont variées. M. le professeur Remak, de Berlin, a obtenu par ce moyen des guérisons nombreuses. D'après ce célèbre anatomiste, les courants continus ont une action bien plus puissante que les courants d'induction. Voici le parallèle qu'il établit entre les deux méthodes:

« Le courant induit, dit-il, est un bien faible moyen de modérer, dans certains cas, des douleurs locales et d'être parfois d'une certaine utilité dans des paralysies ou des atrophies, par la rigidité musculaire qu'il développe, d'une part, ou bien encore parce qu'il constitue une espèce de gymnastique électrique ; mais il est hors d'état d'attaquer dans leurs racines les plus profondes ou d'empêcher certains développements d'affections morbides considérables. Les effets que produit avec beaucoup de peine le courant induit sont au contraire obtenus avec la plus grande facilité par le courant constant, et il n'est pas rare de le voir guérir par sa puissance électrolytique des altérations tophiques qui, l'expérience nous l'apprend, peuvent être l'origine des plus grandes infirmités (1). »

Les nombreuses observations que M. Remak a consignées dans ses divers mémoires viennent prêter à ses assertions une confirmation sérieuse ; nous aurons d'ailleurs souvent l'occasion de citer ces observations dans le cours de ce travail, de même que celles de M. Hiffelsheim, qui regarde aussi les courants continus comme capables d'amener une guérison quelquefois très-rapide, ou au moins une certaine amélioration dans des maladies réputées incurables.

Au point de vue médical, on doit distinguer dans les courants continus plusieurs modes d'application.

1° *Le courant continu stable dans sa direction*, dans lequelles rhéophores étant placés en deux points convenablement choisis, on laisse le courant agir pendant quelques minutes, en ayant soin de n'imprimer aux rhéophores aucun mouvement et de ne pas varier la pression qu'on exerce sur eux pour les maintenir en contact avec la peau.

Le courant stable est calmant, d'après M. Remak. On

(1) *Galvanothérapie*, p. 230, traduction Morpain.

devra donc y avoir recours dans tous les cas où il s'agit de faire disparaître le symptôme douleur.

2° *Le courant continu à direction mobile*, dans lequel l'un des réophores restant fixe, on promène l'autre tout autour en des positions différentes, sans cesser pendant ce mouvement de maintenir le contact avec la peau.

Le courant mobile est excitant. Il conviendra donc dans les paralysies, dans les états atoniques, quand il s'agira de réveiller l'activité dans un organe. Cependant dans les paralysies graves, le courant stable dont l'action n'est pas trop prolongée, a un effet antiparalytique plus prononcé que le mobile ; il est bon alors de les appliquer successivement.

3° *Le courant interrompu*, dont les effets sont affaiblissants et qui ne conduit à de bons résultats que dans les contractures musculaires. On pourrait croire qu'alors le courant induit remplacerait avantageusement le courant continu, mais ce serait une erreur : le courant induit détermine de fortes contractions, mais ne permet pas de ranimer les fibres motrices au moyen d'un circuit fermé, ni d'obtenir le gonflement des muscles.

Le nombre des éléments dont doit se composer la pile varie suivant les différents cas ; mais on peut dire, en général, que ce nombre doit croître avec la distance des points d'application par rapport à l'encéphale. Quant au temps pendant lequel on peut faire agir le courant, il est compris entre cinq et dix minutes quand la pile a une certaine intensité.

Passons maintenant en revue les principales affections pour lesquelles l'emploi du courant continu est indiqué.

I. *Affections traumatiques*. Dans ces affections, la lésion principale peut avoir son siége dans les nerfs et les muscles ou dans les articulations.

Lorsqu'il n'existera *pas de gonflement articulaire* et qu'il ne s'agira que d'agir sur le nerf et le muscle pour tâcher de ramener le mouvement perdu tout à fait ou simplement devenu plus difficile, on conçoit que l'action du courant mobile sera très-favorable. Dans les cas les plus simples, c'est-à-dire lorsque les muscles ne seront pour ainsi dire qu'engourdis, la guérison sera très-rapide; une ou deux séances suffiront pour les rétablir dans leurs fonctions. Si la lésion des nerfs est plus grave, sans cependant qu'il y ait défaut de continuité dans leur tissu, on pourra encore obtenir la guérison assez vite. M. Remak cite l'exemple d'un individu qui, à la suite d'une forte constriction des bras, avait été atteint d'une paralysie de tous les muscles soumis à l'influence du radial; ces muscles étaient insensibles même à l'action de courants énergiques. Dès la deuxième séance, on vit reparaître leur sensibilité, et bientôt ils purent, comme avant l'accident, se contracter sous l'influence de la volonté.

Mais *lorsque des phénomènes inflammatoires se sont produits*, l'action des courants est plus lente; cependant on arrivera encore souvent par la pile à ramener à l'état normal les organes lésés, soit qu'on éloigne ainsi des nerfs certains exsudats qui entravent leurs fonctions, soit qu'on augmente la faculté endosmotique des muscles, diminuée par un long manque d'activité, et par le défaut d'innervation. Il faudra alors généralement faire précéder l'application du courant mobile de celle du courant stable, dont l'action électrolytique est plus considérable. Ainsi, à la suite d'une fracture compliquée des os de l'avant-bras, accompagnée de suppuration, et qui avait probablement lésé le nerf médian chez un enfant de

13 ans, il s'était produit une paralysie atrophique des muscles de l'avant-bras ; la paume de la main était insensible et les doigts fléchis en crampons ; le passage de courants induits ne produisait pas de contractions dans les muscles paralysés. On fit passer le courant de trente éléments de Daniell par les fléchisseurs. Ce traitement rendit d'abord un peu de mouvement à l'articulation roidie, puis l'action sur la main ramena la sensibilité. Après dix jours, le malade put se servir de ses doigts pour saisir différents objets (1).

Il peut arriver qu'au lieu de paralysie il y ait *douleur* et *contracture*. On se trouvera bien dans ce cas de faire succéder à l'action du courant mobile quelques interruptions. Ainsi par exemple chez un individu qui, à la suite d'efforts trop violents, souffrait depuis six mois d'une douleur localisée dans le biceps, accompagnée d'une contraction permanente de ce muscle, on commença par rendre possibles les divers mouvements du membre au moyen des courants mobiles de vingt éléments Daniell ; des courants interrompus firent ensuite disparaître la contracture et les spasmes (2).

Les *affections traumatiques des articulations* sont souvent accompagnées de gonflements plus ou moins violents, avec épanchement dans la capsule articulaire. Ces complications ne sont pas une contre-indication à l'emploi des courants continus, à moins que le gonflement ne dure depuis très-longtemps et qu'il soit accompagné d'une altération du tissu osseux ou cartilagineux, avec dégénérescence de la capsule articulaire. Lorsque ces phénomènes morbides ne se sont pas encore manifestés, on

(1) Remak, *Galvanothérapie*, p. 288.
(2) *Ibid.*, p. 278.

peut être presque assuré du succès de la médication galvanique. Il est bon de faire passer pendant quelques minutes par la capsule articulaire enflammée, et par les parties qui, à la pression, sont les plus sensibles, des courants mobiles assez faibles pour être peu douloureux ; on
emploiera pour cela des rhéophores à larges boutons. S'il
se produit une augmentation de douleur, on suspendra
le traitement pendant un ou deux jours ; sinon, on conti-
nuera, et en même temps on pourra, par quelques applications de courants mobiles, rendre aux muscles voisins
leur activité. Nous citerons à l'appui de ce procédé l'observation suivante : Une personne qui, à la suite d'une
forte entorse, était affectée d'un gonflement considérable
du pied droit, avec menace de gangrène, vit son état s'a-
méliorer rapidement par le passage continu d'un courant
de quarante à cinquante éléments dont on variait les
points d'application toutes les cinq minutes. La colora-
tion bleue disparut, ainsi que le gonflement et la douleur ;
dès le second jour, la malade put marcher (1).

. On peut utiliser les contractions et le relâchement articulaire qui les suit, pour ramener dans leur position
normale des membres affectés de *luxation incomplète*.
Dans ce but, l'un des rhéophores étant maintenu en un
point fixe, on applique l'autre, de seconde en seconde, sur
les différents muscles dont on veut obtenir la contraction.
M. Remak a pu réduire ainsi une luxation de l'épaule qui
avait résisté pendant quarante-deux heures à d'ignorantes
tentatives de réduction ; le rhéophore fixe était placé dans
la fosse sous-claviculaire ; il suffit de deux minutes pour
que la tête de l'humérus rentrât dans la cavité glénoïde.

On voit aussi assez souvent, à la suite de luxations

(1) *Ibid.*, p. 263.

complètes ou incomplètes, les mouvements rester douloureux et les muscles voisins se paralyser. Cét accident
se remarque surtout pour l'articulation scapulo-humé-
rale. Des courants stables appliqués sur l'articulation
suffisent pour lui rendre sa mobilité, tandis que des courants mobiles rendent aux muscles la force qu'ils ont
perdue.

II. *Affections inflammatoires.* Dans tous les cas relatifs
aux troubles de la circulation : infiltrations, endurcisse-
ments de tissus, états inflammatoires divers, il est important de distinguer l'action des deux pôles. Il existe
presque toujours alors une altération du calibre des vaisseaux artériels et des vaisseaux lymphatiques. Or le pôle
positif les dilate et rend la peau rouge en même temps
qu'il y amène une dépression ; le pôle négatif au contraire produit un gonflement des fibres musculaires et
des cellules épidermiques qui, après son action, se présentent au microscope sous la forme globuleuse, ainsi
qu'un gonflement du derme manifesté par des saillies qui
sont blanches par suite de la contraction concomitante
des vaisseaux (1). Les mêmes effets se produisent lorsqu'au lieu d'appliquer directement le courant, on le fait
agir sur les nerfs et les vaisseaux qui se rendent aux
parties enflammées.

Il résulte de là que pour abolir la sensibilité exagérée
d'une partie devenue douloureuse par suite d'inflammation, on placera le pôle positif sur cette partie et le pôle
négatif en un point assez éloigné ; ou bien, ce qui est plus
commode vu la douleur des parties enflammées, on met-

(1) Remak, *Application du courant constant au traitement des névroses*, p. 8.

tra l'électrode positif sur un point du tronc nerveux dont les rameaux se rendent aux parties douloureuses, et l'autre en un point quelconque ; dans les deux cas, on aura soin de maintenir les électrodes bien appliqués, de manière que l'aiguille du galvanomètre reste fixe. Il suffira en général d'une pile de quinze à vingt-cinq éléments.

Lorsque la maladie est locale, qu'elle n'est pas accompagnée de phénomènes fébriles ou que la fièvre a disparu, le courant continu est indiqué. Il fera disparaître rapidement la sensibilité exagérée des articulations, la roideur des membres, enfin toutes les perturbations causées par l'inflammation ; les muscles atrophiés seront ramenés à l'état normal, et l'articulation recouvrera bientôt tous ses mouvements. Pour que cet heureux résultat puisse être atteint, il faudra cependant que le mal n'ait pas causé trop de ravages. Le courant continu peut rétablir la circulation troublée des humeurs ; mais lorsqu'il existera des altérations anatomiques profondes, il faudra au médecin, comme au malade, une grande patience ; le traitement devra être continué longtemps et ne sera pas toujours couronné de succès. On peut même dire que quand l'affection des articulations s'est étendue aux épiphyses, la galvanisation est inefficace. Dans les exsudations aqueuses, on obtient assez rapidement la résorption du liquide en faisant passer, dans les muscles situés au-dessus de l'articulation où des bourses muqueuses attaquées, des courants continus alternativement stables et mobiles. On doit se servir alors de larges plaques entourées d'éponges, afin d'arriver à produire la rubéfaction sur une large surface.

Il est bon de remarquer que dans les arthrites l'action du courant est favorisée par un certain état inflammatoire

modéré. Dans les cas où l'inflammation aura cessé complétement ou n'aura jamais été bien sensible, les meil-
leurs résultats seront obtenus par l'emploi de courants
faibles prolongés pendant vingt à trente minutes.

Tout ce qui précède peut s'appliquer aux *arthrites rhumatismales*. Très-douteuse lorsque les phénomènes généraux prédominent, l'action galvanique est très-utile dans
les rhumatismes chroniques.

Si le rhumatisme atteint l'épaule par exemple, des courants qui, de la fosse sous-claviculaire, descendent vers
le grand pectoral et le deltoïde antérieur, feront non-
seulement disparaître la contraction de ce muscle, mais
produiront encore une action très-favorable sur la partie
antérieure de la capsule articulaire, qui en général prend
une grande part à l'inflammation. Un courant ascendant
dans la fosse sous-épineuse excitera un afflux considérable de liquide au-dessus de l'articulation (1).

Les *douleurs rhumatismales*, sujettes à des recrudes-
cences à chaque changement de température, cèdent en
général assez facilement à l'action des courants. Quelques
séances suffisent pour délivrer les malades de ces infirmités qui interrompent leurs travaux et assombrissent
leur existence. Ainsi un forgeron qui, depuis de longues
années, souffrait de douleurs dans les reins et les membres inférieurs, en fut délivré après trois séances. Une
femme de 74 ans fut débarrassée en une seule séance
d'une paralysie rhumatismale de l'épaule datant de huit
ans; on lui fit passer des courants stables durant une mi-
nute chacun, successivement par les pectoraux, le deltoïde
et la fosse sous-épineuse (2). Une autre qui, depuis vingt

(1) *Ibid.*, p. 331.
(2) *Ibid.*, p. 303.

ans, souffrait de douleurs lombaires s'exaspérant par les temps de brouillard, fut guérie définitivement en cinq jours (1).

Il est rare que l'inflammation qui intéresse une articulation n'attaque pas en même temps les muscles voisins. En effet, on voit assez souvent à la suite d'un rhumatisme articulaire se produire des contractures et des atrophies. Il peut arriver que l'affection atteigne directement le muscle lui-même et s'y localise : c'est ainsi qu'après s'être exposées à un refroidissement certaines personnes éprouvent dans les muscles les douleurs caractéristiques du rhumatisme, avec faiblesse, et plus tard amaigrissement.

La douleur *dans les muscles* attaqués est très-mobile; il suffit quelquefois, pour faire disparaître un point douloureux, du passage du courant pendant quelques instants ; elle apparaît alors en un autre point du même muscle ou dans un muscle voisin sans qu'aucune raison anatomique puisse rendre compte de cette migration. Le meilleur moyen de faire disparaître ces douleurs, c'est d'y faire passer des courants mobiles qui, en gonflant les muscles, rendront plus facile l'échange des fluides organiques. Les réophores devront être très-larges, et, en variant la pression qu'on exerce sur eux, on provoquera quelques oscillations dans le courant; on pourra même produire quelques interruptions pour obtenir le relâchement des muscles, souvent alors un peu contracturés. Le courant interrompu est en effet un des plus puissants moyens qu'on puisse employer pour vaincre la tension musculaire.

(1) Hiffelsheim (chaîne de 30 éléments à demeure.)

Les torticolis, les lombagos, les rhumatismes des fascia, pourront être traités de cette manière.

L'odontalgie rhumatismale se trouve souvent soulagée par l'application d'un courant stable.

Les *tumeurs goutteuses*, qui quelquefois disparaissent spontanément, durent bien moins longtemps si on les traite par des courants continus. Chez une personne affligée de gonflements goutteux des épiphyses supérieures des premières phalanges, présentant chaque année une recrudescence au mois de mars, le courant de vingt-cinq éléments Daniell, dirigé suivant le trajet des nerfs, procura une améloration rapide; les rechutes furent moins douloureuses, et la malade se vit enfin délivrée de cette infirmité (1).

Lorsque les accidents fébriles existent et qu'il y a en même temps des dépôts rougeâtres dans l'urine, on doit s'abstenir d'appliquer l'électricité et s'en tenir aux moyens internes. Mais, dès que la fièvre a cessé, on peut tenter la galvanisation sans danger; la guérison, quand on pourra l'obtenir, sera souvent assez lente. Au contraire, l'effet du courant sera très-rapide s'il ne s'agit que de vaincre l'état d'amaigrissement et de demi-paralysie qui persiste même après la disparition des gonflements épiphysaires. Le courant mobile, en faisant gonfler les muscles, y ramène l'activité vitale, les replace sous l'influence de la volonté, et fait disparaître ainsi toutes les causes d'affaiblissement.

III. *Affections des nerfs.* — Les *névralgies* diffèrent des autres affections douloureuses en ce qu'elles se limitent à des voies nerveuses déterminées, tout en étant cependant une conséquence d'états morbides très-différents.

(1) *Galvanothérapie*, p. 365.

Le symptôme douleur est la conséquence de toute irritation anormale produite sur une fibre sensitive en un point quelconque de son parcours. Or le courant continu est susceptible de modifier la circulation dans les tissus, et par suite d'éloigner plus d'une cause d'irritation. Par son action électrolytique, il peut sans doute aussi modifier directement ces mêmes tissus; il n'y a donc pas lieu de s'étonner de son effet vraiment remarquable dans les névralgies. On emploie toujours alors le courant stable.

Dans la *névralgie sciatique,* on commence par la partie supérieure en plaçant les rhéophores à environ 2 décimètres l'un de l'autre, et en poussant devant soi la douleur depuis le point d'émergence du nerf jusque sur le dos du pied; on ne passe au traitement des branches inférieures qu'autant que la douleur a quitté le tronc principal. Si elle résiste en un point, on pourra en conclure que l'altération y est plus forte qu'ailleurs; et alors, plaçant l'un des rhéophores sur l'endroit douloureux, on fera agir l'autre successivement tout autour, à une distance d'environ 1 décimètre, jusqu'à ce que la douleur ait cédé. La rapidité de la guérison est, d'après M. Remak, incomparablement plus grande que par les courants induits. On peut quelquefois guérir en deux ou trois séances des sciatiques qui ont résisté à tous les autres moyens; d'autres fois il faut dix à quinze séances. Si la douleur reparaît plus forte après deux ou trois séances, c'est un signe qu'il faut diminuer l'intensité des courants.

Les *névralgies rhumatismales des bras,* qu'on observe fréquemment chez les personnes exposées chaque jour à des alternatives de chaud et de froid, sont soulagées très-rapidement par la galvanisation.

Dans les *névralgies de la tête,* il faut une certaine prudence. Huit à dix éléments de Daniell suffisent en général ; lorsqu'on enlève les rhéophores, il se produit souvent un sentiment de vertige qui se calme bientôt sans laisser de traces ; il survient, dans la plupart des cas, un sommeil prolongé ; rarement on voit se produire de l'insomnie. La cause de l'affection n'a pas toujours son siége dans le trajet nerveux où se montre la douleur : tel est le cas de cette malade qui éprouvait des douleurs s'irradiant dans le nerf sous-orbitaire, et chez laquelle, par le moyen de dix éléments agissant sur la paupière inférieure, on fit sortir des glandes de Meibomius une sécrétion blanchâtre, dont l'expulsion mit fin à la maladie (1).

Le nerf grand auriculaire et le ganglion spinal du deuxième nerf cervical sont souvent le siége de névralgies qui s'étendent sur la tête et peuvent présenter tous les signes de la migraine. Des courants dirigés suivant ces nerfs apaisent rapidement la douleur.

Dans les névralgies de la région cervicale, dans les névralgies intercostales, le mal a souvent son siége dans les ganglions spinaux correspondants ; c'est alors sur ceux-ci qu'il faut diriger le courant. L'action locale sur les parties périphériques ne produirait guère d'amélioration.

La partie terminale de la moelle, qu'on appelle communément la *queue de cheval*, peut devenir aussi le siége de névralgies, sans pour cela que la moelle soit intéressée. Quinze à vingt éléments font disparaître assez vite ces douleurs, quoiqu'elles durent quelquefois depuis bien longtemps. On obtient aussi de très-bons effets de l'application des courants dans les douleurs spinales localisées que la pression exaspère. Il en est de même quand ces douleurs occupent toute la région dorsale.

(1) *Ibid.*, p. 385.

La *paralysie musculaire* peut reconnaître pour cause soit une altération du nerf qui anime le muscle, soit une affection des centres nerveux. Dans le premier cas, ce sera sur le nerf lui-même qu'il faudra diriger le courant. Cependant il peut arriver que la cause de l'altération réside en un point du tronc nerveux plus élevé que celui d'où se détache le nerf qui va au muscle paralysé; on conçoit qu'il faut alors attaquer avant tout ce point, si l'on veut que le mal cède à la médication. C'est ainsi que, dans une paralysie du deltoïde consécutive à un rhumatisme articulaire du bras, et traité en vain dans le service de M. Beau, à la Charité, par les vésicatoires et les courants induits, M. Remak a pu ramener le mouvement en plaçant d'abord le pôle positif d'un courant de vingt-cinq éléments sur le plexus brachial et le pôle négatif sur l'omoplate; puis, en promenant le pôle positif sur la surface du deltoïde, le pôle négatif étant placé et maintenu fixe au point d'émergence du circonflexe. Les paralysies du grand dentelé, du rhomboïde, etc., doivent être traitées d'une manière semblable.

Dans d'autres cas, la cause de l'altération est étrangère au tissu nerveux. Or, comme très-souvent alors elle consiste dans un trouble de la nutrition, on se trouvera bien en général de diriger l'action du courant sur ceux des ganglions du nerf grand sympathique qui sont en rapport avec le siége de l'affection. Voici un exemple de l'efficacité de cette méthode : une malade avait été atteinte d'*hémiplégie faciale* à la suite d'otite suppurée; les muscles du côté malade n'étaient plus excitables par l'électricité; un courant de quinze éléments, dirigé pendant quelques minutes sur le grand sympathique à la région cervicale, ramena d'abord la contractilité électrique; puis, par une application répétée du courant sur la partie vertébrale du grand sympathique, on fit rentrer peu à peu les muscles paralysés sous le domaine de la volonté.

IV. *Affections des centres nerveux.* — Les centres nerveux sont accessibles à l'action du courant. Si l'on se rappelle la célèbre expérience de du Bois-Reymond sur l'électrotonos, on admettra facilement que, puisque l'action d'un courant sur un nerf ne se limite pas entre les points d'application des électrodes, les courants qu'on dirigera sur les nerfs qui sortent de l'encéphale et de la moelle seront capables de produire une certaine action sur ces organes. L'utilité de cette action dans certains cas est incontestable. En effet, l'encéphale et la moelle épinière, qui possèdent une circulation capillaire si développée, doivent sans doute au trouble de cette circulation les altérations dont les différentes névroses centrales sont l'indice. Un modificateur de cette circulation aussi puissant que l'électricité est donc susceptible de rendre de très-grands services. Un point important à élucider est de savoir si l'on peut arriver à diriger le courant sur les points lésés avec quelque certitude de les atteindre. La réponse à cette question est très-difficile pour l'encéphale, vu le peu de connaissances que nous avons encore des fonctions de ses différentes parties. Quant à la moelle, l'expérience a déjà donné quelques indications précieuses. Ainsi, par exemple, dans les *paraplégies*, le courant appliqué d'une part sur la nuque, et de l'autre sur les ganglions inférieurs du grand sympathique, produirait, suivant M. Remak, des effets remarquables. Il cite, entre autres, le cas d'un individu atteint de paraplégie depuis deux mois dans le service de M. Velpeau à la Charité, et auquel ce mode de traitement a très-bien réussi. Chez une personne affectée de paraplégie avec chute de l'utérus, on obtint une amélioration rapide par la galvanisation des plexus lombaire et solaire de chaque côté. Un phénomène assez curieux que l'on remarque fréquemment dans les cas où les membres supérieurs participent à la paralysie des membres inférieurs, c'est que les courants qui passent par la partie inférieure de la moelle ont une certaine action sur les bras ; de même, les courants qui parcourent les bras peuvent améliorer la marche. Chez une femme de 38 ans, atteinte d'*hémiplégie cérébrale* depuis deux ans et qui avait des contractures rigides dans les muscles du bras et de la jambe, des courants continus passant par les nerfs du bras paralysé amenèrent la résolution des contractures de la jambe, tandis qu'en faisant passer des courants par les nerfs des cuisses on faisait disparaître les contractures du bras (1).

Dans l'*atrophie musculaire progressive* on peut obtenir des mouvements du bras en plaçant le pôle positif dans une région comprise entre l'occiput et la cinquième vertèbre cervicale, et le pôle négatif dans l'espace qui s'étend soit de la cinquième vertèbre cervicale à la sixième dorsale, soit de la sixième dorsale au sacrum. Ce phénomène est probablement dû à l'excitation des ganglions du grand sympathique ; l'excitation croisée est souvent la plus efficace. Sous l'influence de cette excitation réflexe, les muscles atrophiés se gonflent et reprennent peu à peu leur force. Le mieux est de ne provoquer les contractions que pour établir la correspondance entre les points du tronc qu'on doit exciter et les muscles atrophiés, et de faire agir ensuite sur ces points des courants assez faibles pour pouvoir être supportés longtemps (2). Lorsque, dans l'atrophie

(1) *Galvanothérapie*, p. 71 et 399.

(2) En dehors des cas où la syphilis peut être invoquée comme cause de la maladie, disait dernièrement M. Jaccoud dans sa clinique à l'hôpital de la Charité, on ne connaît que trois exemples de guérison d'atrophie musculaire progressive, et toutes trois ont été obtenues par la méthode de M. Remak.

générale progressive, l'affection s'étend aux membres inférieurs, elle résiste presque toujours à la médication galvanique.

Lorsque la maladie a son siége dans l'encéphale, on peut appliquer directement les électrodes sur la tête, mais il faut alors que la pile soit faible et éviter les interruptions brusques. Contre un cas de *paralysie agitante* avec tendance à tomber en avant, accompagnée de douleurs dans la tempe droite et le front, mais sans fièvre, une pile de dix éléments agissant de la tempe droite à la tempe gauche produisit d'abord une sueur intense d'un côté, puis de l'autre quand on eut interverti les pôles. Les douleurs s'apaisèrent ainsi que le tremblement, qu'on ne put cependant faire disparaître tout à fait. L'odorat, perdu depuis six ans, revint à la suite de ce traitement (1). Dans un cas semblable, M. Hiffelsheim fit agir sur la tempe et le sterno-mastoïdien du côté malade une chaîne de quarante éléments et une autre de vingt-trois éléments dans le dos; le malade guérit (2).

Les *spasmes réflexes toniques*, comme la crampe des écrivains, sont diminués, et quelquefois disparaissent par l'action d'un courant interrompu, tandis que le courant stable ou le mobile ne produisent aucun effet.

Dans les cas de tic convulsif et de tic douloureux de la face, M. Remak a observé que le courant porté immédiatement sur les parties souffrantes n'amène guère de résultat, et qu'il aggrave même quelquefois l'état du malade, tandis que son action sur certains points du cou a un effet immédiat et durable. Ces points paraissent correspondre

(1) *Ibid.*, p. 401.
(2) *Applications médicales de la pile de Volta*, p. 38.

aux ganglions cervicaux du grand sympathique et à la partie de ce nerf qui accompagne l'artère vertébrale.

La *paralysie générale* et même les hallucinations seraient susceptibles d'être traitées avec quelque succès par les courants continus. L'analyse des observations que M. Hiffelsheim a publiées sur ce sujet nous entrainerait trop loin. Le même auteur a reconnu aussi l'efficacité des courants continus dans les coliques de plomb, la chorée (chaîne de vingt-quatre éléments dans le dos) et l'asthme (chaîne de trente éléments du sternum à l'épigastre).

L'action thérapeutique du courant continu sur les organes des sens ne paraît pas encore bien établie.

§ 2. — Applications chirurgicales des courants continus.

L'idée d'appliquer l'action de la pile à la destruction des tumeurs, déjà assez ancienne, n'a été mise en pratique d'une manière rationnelle que dans ces dernières années. D'après M. Becquerel, Fabré-Palaprat aurait employé le le premier la pile comme moxa. Pravaz et Guérard, en 1835, songèrent à se servir de la galvanopuncture pour arriver à oblitérer les anévrysmes de la région externe ; leurs succès furent douteux. M. Pétrequin, en 1845, obtint des succès plus satisfaisants. En 1849, M. Crusell, de Saint-Pétersbourg, fit aussi une communication à l'Académie des sciences sur l'emploi chirurgical de l'action électrolytique de la pile. Enfin M. Ciniselli, de Crémone, en 1860, posa les règles de l'électrolyse appliquée à la destruction des tumeurs. De son côté, M. Middeldorpff, de Breslau, indiquait les moyens d'utiliser la chaleur que développe le passage d'un courant dans un fil mauvais conducteur pour la cautérisation et l'ablation des tissus morbides. Depuis M. Broca a perfectionné la méthode de

M. Middeldorpff, et MM. Scoutteten et Tripier ont donné
à la méthode électrolytique d'utiles développements.

Il est difficile de séparer complétement les effets gal-
vanochimiques des effets galvanothermiques quand on agit
sur les tissus. Les premiers s'accompagnent toujours d'un
certain développement de chaleur. Aussi préférons-nous
diviser notre sujet d'après le mode opératoire en *galvanopuncture*, dans laquelle le courant passe dans l'organisme,
les fils métalliques qui l'amènent ne se touchant pas, et
en *galvanocaustie*, où ce passage n'a pas lieu par suite de
la continuité métallique du circuit.

I. *Galvanopuncture.* — Ce procédé-consiste à enfoncer
dans les tumeurs une ou plusieurs aiguilles mises en communication avec les pôles d'une pile plus ou moins puissante, de façon à faire passer le courant à travers les tissus sur lesquels on opère, c'est-à-dire en évitant tout rapport immédiat entre les aiguilles qui terminent les pôles
différents.

On peut se proposer dans cette opération soit d'obtenir la simple coagulation des liquides d'une tumeur sans
formation d'eschare, soit la destruction de cette tumeur
avec formation d'eschare.

1° *Action coagulante.* Pour obtenir la coagulation sans
désorganisation, on pourra employer une pile de tension
assez faible et fournissant cependant une certaine quantité d'électricité. Les conditions que doit remplir la pile
pour donner les effets les plus favorables sont encore
un peu indéterminées. Le plus généralement on se sert
d'une pile de Bunsen de trois ou quatre éléments ou une
pile équivalente. D'après M. Broca, les *aiguilles de platine* sont préférables à celles d'acier; elles donnent des
caillots avec des piles de faible tension, même au pôle po-

sitif, ce qui n'a pas lieu pour les aiguilles de fer. On enduit généralement leur contour d'une légère couche isolante, mais la pointe doit toujours être à nu.

On peut traiter de cette manière toutes les tumeurs sanguines de la région superficielle ou moyenne : les anévrysmes, les tumeurs érectites, les varices. Pour les *anévrysmes*, on n'emploiera que deux aiguilles, afin d'obtenir un gros caillot. Le temps pendant lequel on devra laisser agir le courant est variable suivant les circonstances. M. Broca conseille de ne jamais dépasser vingt minutes. S'il ne survient pas de caillot pendant l'opération, il n'en faudrait pas toujours conclure qu'elle n'a pas réussi : l'expérience montre que la coagulation peut n'apparaître que quelques jours après (1).

S'il s'agit d'une *tumeur érectile*, il sera bon de faire usage de nombreuses aiguilles, afin d'obtenir la coagulation de la plus grande partie de la tumeur, et de permettre ainsi au stroma et aux vaisseaux de se rétracter avant que le choc des ondes sanguines ait détruit le caillot. Quant aux *varices*, on n'arrive à obtenir ainsi qu'une guérison momentanée; elles récidivent presque toujours, d'après M. Broca.

2° *Action destructive.* — L'action électrolytique d'une pile dépendant de sa tension et de la quantité d'électricité qu'elle met en mouvement, il faudra, pour obtenir le maximum d'effet, que le nombre des couples soit assez considérable et leur surface assez grande. Cette dernière condition est loin d'être absolue. En effet, il n'est pas toujours nécessaire que la destruction des tissus se fasse rapidement, et l'action lente étant beaucoup moins dou-

(1) Broca, *des Anévrysmes*, p. 325.

loureuse, il y aura souvent avantage à employer, comme
M. Ciniselli, de Crémone, une pile de forte tension, mais
à intensité faible. Voici d'ailleurs les piles dont on s'est
servi dans les différents cas d'électrolysation :

M. Ciniselli, de Crémone, emploie la pile à colonne
avec dix, vingt, trente éléments et plus ; la surface de
ces éléments varie entre 20 centimètres et 1 décimètre
carré. M. Nélaton a employé pour la destruction de polypes naso-pharyngiens une pile de trois à neuf couples
de Bunsen. M. Scoutteten fait usage de trois couples de
Bunsen, M. Tripier de dix à quinze couples au sulfate de
mercure, de surface moyenne.

Un tissu soumis à l'action du courant d'une pile convenable éprouve une série d'altérations dont les causes
sont diverses : d'abord il y a séparation des acides et des
bases ; les acides se rendent au pôle positif, les bases au
pôle négatif ; là ces dernières se combinent avec la substance organique et produisent une cautérisation qu'on
peut assimiler à celle qui est produite par la potasse
caustique ; il en résulte une eschare dont l'étendue et la
profondeur sont en rapport avec le nombre et la grandeur des couples ainsi qu'avec la nature du tissu. En
même temps, si la tumeur contient un liquide, il se produit une action endosmotique qui détermine la résorption
de ce liquide en totalité ou en partie.

Les aiguilles peuvent être en or, en platine et même
en acier ou en cuivre, au pôle négatif, car là se rendent
les alcalis qui n'attaquent pas ces métaux ; mais au pôle
positif il faut un métal non oxydable comme l'or ou le
platine, ou encore le charbon des cornues.

On peut à volonté produire *une ou deux eschares*. Si
l'on ne veut qu'une eschare, on ne fera pénétrer qu'un
seul pôle dans les tissus, et on mettra l'autre en commu-

nication avec les parties externes voisines au moyen d'un
large conducteur maintenu humide soit par de la flanelle,
soit par du coton trempé préalablement dans l'eau salée.
D'après M. Tripier, il serait important dans ce cas de distinguer l'action des deux pôles au point de vue des cicatrices qui succéderont à la cautérisation ; le pôle négatif
agissant par les alcalis et le pôle positif par les acides, si
l'on veut obtenir des cicatrices semblables à celles que
donnent les alcalis, c'est-à-dire des cicatrices molles et
déprimées, on devra faire pénétrer dans les tissus le pôle
négatif. Au contraire, pour obtenir des cicatrices semblables à celles que donne le fer rouge et les acides, c'est-à-
dire fermes et rétractiles, on ferait agir le pôle positif.
M. Tripier indique, comme devant être faites par la cautérisation négative, la cautérisation des ulcérations du col
de l'utérus, l'ouverture des bubons, la cautérisation des
trajets naturels (canal nasal, trompe d'Eustache, rétrécis-
sements uréthraux), etc.

L'action chimique de l'électricité sur un composé étant,
toutes choses égales d'ailleurs, d'autant plus grande qu'il
est meilleur conducteur, on peut prévoir facilement que
les *tumeurs aqueuses* seront les plus facilement réduites
par l'électrolysation. Les résultats obtenus sur ces tumeurs sont très-remarquables ; on les voit pour ainsi dire
fondre sous l'action du courant ; il n'y a pas même production d'eschare, sans doute parce que l'endosmose électrique se produit alors en même temps que l'électrolysation. M. Scoutteten, qui a traité par ce moyen cinq individus atteints de kystes du poignet du volume d'un noyau
de cerise à une petite noix, a obtenu chez tous un succès
rapide et définitif. Les deux aiguilles de platine furent
implantées aux deux extrémités de la tumeur ; le passage
du courant déterminait simplement une sensation de cha-

leur modérée, et quelques petites bulles se dégagèrent au pôle positif, tandis qu'au pôle négatif se produisait une auréole blanchâtre. La guérison se fit sans cicatrices. Deux hydrocèles traitées de la même manière furent guéries, le premier en une, l'autre en deux séances; les aiguilles étaient enfoncées jusqu'à ce que leur pointe arrivât à toucher la tunique vaginale.

M. Scoutteten fit disparaître de même des ganglions lymphatiques très-mous situés au cou. Les *tumeurs sanguines*, le goître mou, peuvent aussi être traités par l'électrolysation; mais ce procédé n'est guère applicable aux *tumeurs fibreuses*, et en général aux tumeurs indurées de quelque volume, l'action du courant étant alors très-douloureuse et ne pouvant produire qu'une destruction partielle, vu le peu de conductibilité des tissus. Il en est de même des lipomes, la graisse étant très-mauvaise conductrice de l'électricité.

II. *Galvanocaustie.* — Dans la galvanocaustie proprement dite, on se sert de la chaleur produite par le passage d'un courant dans un fil de platine pour la cautérisation et l'ablation des tissus morbides de l'économie. M. Middeldorpff, qui s'est surtout occupé de cette question, emploie l'appareil suivant, dont nous empruntons la description à M. Broca (1):

1° Une *pile de Grove*, composée de quatre couples hauts de 17 centimètres et larges de 12, pouvant être associés en tension ou en quantité, et munis de deux rhéophores gros, longs et flexibles.

2° Plusieurs *manches* en bois ou en ivoire. Chacun d'eux est traversé dans sa longueur par deux tiges en

(1) *Traité des tumeurs*, t. I.

cuivre isolées qui dépassent le manche par leurs deux extrémités et s'adaptent d'une part aux deux rhéophores, de l'autre à l'armature de platine.

3° Une *armature de platine*, qui constitue le cautère proprement dit et se compose d'une seule pièce de platine diversement disposée ou contournée, mais formant toujours une anse dont les deux extrémités s'adaptent sur celles des deux tiges de cuivre.

On peut, au moyen d'un coulant, ouvrir ou interrompre le courant; par suite, placer l'instrument à froid, le faire pénétrer lentement, tranquillement, au fond des cavités; puis, lorsqu'on s'est assuré qu'il est exactement en place, par une pression légère sur le coulant déterminer la cautérisation, rompre ensuite le circuit et retirer l'instrument déjà refroidi, car il lui suffit pour cela de quelques secondes.

L'armature de platine est une lame ou un fil. Le fil sert tantôt à couper les tissus, et alors il est long et court suivant le volume des tumeurs dont il doit entourer la base, c'est l'*anse coupante*; tantôt il sert à cautériser des surfaces, et alors il est gros et court, anguleux ou mousse, quelquefois en olive ou aplati en dôme. L'armature en lame forme le *couteau galvanique* ou galvanocautère.

Le prix de la pile de M. Middeldorpff est très-élevé : M. Broca lui a substitué la pile de Grenet au bichromate de potasse; deux éléments à grande surface suffisent pour chauffer tous les cautères. Le serre-nœud de l'anse coupante a été aussi muni d'une échelle graduée qui indique de combien l'anse s'est raccourcie. Cette échelle est indispensable, car, à mesure qu'il se raccourcit, le fil s'échauffe davantage, et il faut alors diminuer l'intensité du courant. Pour arriver à ce résultat, M. Broca, au lieu d'employer un commutateur comme M. Middeldorpff, se contente de soulever les éléments et de diminuer ainsi leur action.

Lorsque le couteau galvanique ou l'anse coupante sont employés à blanc, ils divisent les tissus aussi nettement que le peut faire le bistouri, et laissent béants les vaisseaux de moyen calibre ; les petites artères seules sont oblitérées. Mais, si on a soin de maintenir ces instruments à la température rouge, la section se fait sans la moindre hémorrhagie ; toutes les artères sont alors oblitérées, et, si on les fend suivant leur longueur, on trouve, d'après M. Broca, les trois tuniques rentrées dans le calibre des vaisseaux par un simple effet de raccourcissement ; il s'est produit une sorte d'invagination récurrente. Il en est de même pour les veines, ce qui peut expliquer la rareté de la phlébite.

La cautérisation est très-superficielle. L'instrument, vu son peu de volume, n'agit pour ainsi dire que sur les tissus qu'il touche, et par conséquent ne provoque pas sur les parties voisines la réaction qui donne tant de gravité aux brûlures ordinaires. En résumé, les avantages de la méthode employée convenablement sont :

1° L'absence d'hémorrhagie. Il faut pour cela que la température de l'armature de platine ne dépasse pas le rouge-cerise, c'est-à-dire environ 800°.

2° La limitation exacte des effets de l'opération. L'eschare n'atteint en effet que 1 millimètre environ d'épaisseur et laisse les tissus sous-jacents parfaitement sains.

3° Le peu de probabilité de voir l'opération suivie d'accidents généraux, tels que érysipèle, phlébite, infection purulente, puisque la plaie se trouve soustraite au contact de l'air par suite de la présence de l'eschare, qui lui forme une espèce de pansement par occlusion.

4° La possibilité de brûler et d'exciser les parties profondes inaccessibles aux instruments ordinaires.

M. Middeldorpff conseille l'emploi des cautères galvaniques dans les hémorrhagies quand le fer rouge ne peut être appliqué ; dans les névralgies, celles de la pulpe dentaire par exemple ; dans les ulcérations du col de l'utérus, les fissures à l'anus, etc. ; dans les fistules, soit pour la cautérisation du trajet ou seulement de son ouverture, soit pour inciser les parois par l'anse coupante, à laquelle on imprime alors un mouvement de scie.

Le couteau galvanique et l'anse coupante ont servi avec succès à l'ablation de diverses tumeurs (névromes, polypes divers, tumeurs sanguines, lipomes) ; à certaines amputations, à la résection des amygdales, etc. Le détail de ces diverses opérations nous ferait sortir du cadre que nous nous sommes tracé ; nous nous bornerons donc à ce simple énoncé, et nous réserverons à un autre temps les observations que nous pourrons recueillir.

Nous terminerons ici cette étude. Quelque incomplète qu'elle soit, elle suffit pour montrer que les courants continus peuvent être d'une grande utilité dans l'art de guérir. La chirurgie comme la médecine y trouvent, dans bien des cas, des ressources précieuses. Puisse notre travail déterminer ceux qui nous liront à les mettre plus fréquemment à profit, et contribuer ainsi dans une certaine mesure au bien de l'humanité !

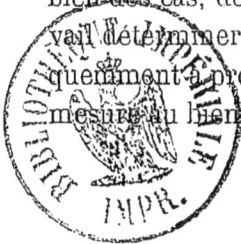

FIN

Paris. — A. PARENT Imprimeur de la Faculté de Médecine, rue Monsieur-le-Prince, 31.

www.ingramcontent.com/pod-product-compliance
Lightning Source LLC
Chambersburg PA
CBHW070813210326
41520CB00011B/1936